DE L'HYPERTROPHIE

DE LA

MUQUEUSE DES CORNETS DU NEZ

(MYXANGIOME DIFFUS DE LA MUQUEUSE DES CORNETS)

PAR

Le Docteur C. BARBIER

Licencié ès-sciences naturelles
Mention (Faculté de médecine. — Concours 1884)
Ex-interne des hôpitaux de Lyon
Membre correspondant de la Société des sciences médicales
de Lyon.

LYON
TYPOGRAPHIE ET LITHOGRAPHIE J. GALLET
2, Rue de la Poulaillerie, 2

1889

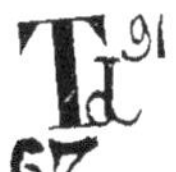

DE L'HYPERTROPHIE

DE LA

MUQUEUSE DES CORNETS DU NEZ

(Myxangiome diffus de la Muqueuse des Cornets)

PUBLICATIONS DU MÊME AUTEUR

A propos de 3 cas d'hygromas traités par l'extirpation ; par M. Pollosson, m. agrégé, chirurgien-major désigné de l'Hôtel-Dieu, et M. C. Barbier, interne des hôpitaux de Lyon.—*Province-Médicale*, 4 février 1888.

Un cas de rupture de l'utérus ; par M. C. Barbier, interne des hôpitaux. — *Lyon-Médical 1888*.

Grossesse interstitielle ayant simulé un abcès péri-utérin ; par M. C. Barbier, interne des hôpitaux. — *Province-Médicale*, 5 janvier 1889.

Sur un cas de syringo-myélie ; en publication. — *Province-Médicale 1889*.

DE L'HYPERTROPHIE

DE LA

MUQUEUSE DES CORNETS DU NEZ

(MYXANGIOME DIFFUS DE LA MUQUEUSE DES CORNETS)

PAR

Le Docteur C. BARBIER

Licencié ès-sciences naturelles
Mention (Faculté de médecine. — Concours 1884)
Ex-interne des hôpitaux de Lyon
Membre correspondant de la Société des sciences médicales
de Lyon.

LYON

TYPOGRAPHIE ET LITHOGRAPHIE J. GALLET

2, rue de la Poulaillerie, 2.

1889

DE L'HYPERTROPHIE

DE LA

MUQUEUSE DES CORNETS DU NEZ

INTRODUCTION

Il existe une maladie des fosses nasales, caractérisée par l'épaississement, le gonflement de la muqueuse qui recouvre les cornets moyens et inférieurs et appelée hypertrophie de la muqueuse des cornets.

A peine signalée par les auteurs classiques, elle a été au contraire très bien étudiée dans ces derniers temps par les spécialistes des affections du nez dans tous les pays. Cette maladie est très fréquente et aussi fréquemment méconnue par les praticiens.

De plus, son anatomie pathologique a été assez mal étudiée jusqu'à présent. Il nous a semblé pour ces raisons qu'un travail d'ensemble sur le sujet et des recherches anatomiques nouvelles portant sur un très grand nombre de cas, ne seraient pas dépourvus d'intérêt. Nous n'avons pas la prétention d'avoir découvert rien de bien nouveau sur la question, mais nous aurons rempli la tâche que nous nous sommes imposée si nous avons pu attirer quelque peu l'attention sur une maladie qu'il est au moins utile de connaître, et mis un peu de clarté dans la description des lésions qui la constituent.

Avant d'exposer le résultat de nos recherches, nous avons une dette de reconnaissance à acquitter envers tous ceux qui ont bien voulu nous prêter leur concours dans l'édification de ce modeste travail.

C'est M. le docteur Garel, médecin des hôpitaux, qui nous a fourni le sujet et les matériaux de notre thèse. Il a bien voulu nous abandonner ses observations et ses très nombreuses pièces anatomiques. Sa grande expérience dans les affections du nez nous a singulièrement facilité notre tâche. En mettant à notre disposition sa vaste bibliothèque spéciale, il nous a permis des recherches bibliographiques complètes, qu'il était impossible de faire dans nos grandes bibliothèques publiques, presque absolument dépourvues d'ouvrages spéciaux sur les maladies du nez. Nous le prions de vouloir bien recevoir l'expression de toute notre reconnaissance.

C'est dans le laboratoire de M. le professeur Renaut

que nos recherches anatomo-pathologiques, la partie originale de notre sujet, ont été poursuivies Nous avons reçu de M. Vialleton. agrégé, chef des travaux, et des préparateurs, nos amis Audry et Lacroix, l'accueil le plus bienveillant. Notre excellent ami Audry (Charles) a bien voulu nous aider dans la partie la plus ingrate de nos travaux ; il a coupé une bonne partie de nos pièces. Sa connaissance approfondie de la technique du maître nous a permis de faire nos recherches dans des conditions aussi scientifiques que possible et à l'aide de méthodes avec lesquelles nous n'étions que très incomplètement familiarisé par nos études antérieures. Qu'il nous permette de lui adresser ici nos plus sincères remerciements.

Mais c'est à M. le professeur Renaut que nous devons la plus grosse part de reconnaissance. Il a dirigé et contrôlé nos recherches, examiné toutes nos coupes, et c'est lui qui nous a inspiré l'interprétation parfois difficile de nos préparations. En acceptant la présidence de notre modeste thèse, le maître qui a dirigé nos premiers pas dans la carrière médicale nous a fait un honneur que nous nous garderons d'oublier. Nous regrettons de n'y avoir pas eu plus de droit, n'ayant jamais été ni son interne, ni complètement son élève. Aussi, qu'il nous permette de lui exprimer notre vive gratitude pour les excellents conseils qu'il n'a cessé de nous prodiguer, et pour la bienveillance qu'il nous a toujours témoignée depuis que nous avons eu l'honneur d'être pendant quelques mois son externe.

Notre excellent ami Louis Dor, qui a bien voulu faire pour nous les recherches dans les ouvrages allemands, et notre jeune ami M. Sérégé qui a bien voulu, avec beaucoup de talent, exécuter pour nous quelques dessins difficiles, ont droit également à toute notre reconnaissance.

EXPOSÉ DU SUJET

Nous avons divisé notre étude en deux parties : une partie *clinique*, et une partie *anatomo-pathologique*.

Nous avons cru devoir nous arrêter à cette division parce que nous avons donné à la partie anatomique plus de développement.

Nous n'avons pas cru devoir faire un historique au début et nous avons réuni tous les noms des auteurs qui se sont occupés de cette maladie dans un index bibliographique à la fin de notre travail.

Dans la première partie nous exposerons successivement la définition, l'étiologie, les symptômes, la marche. les formes, le pronostic, le diagnostic et le traitement, en faisant ressortir ce que nous avons noté nous-même de spécial dans les observations de M. le Dr Garel.

Nous donnerons ensuite la série de nos observations très résumées ; elles feront ainsi la transition entre la clinique et l'anatomie pathologique. Les observations que nous rapportons ont été choisies parmi celles qui seules étaient suivies de pièces anatomiques ; elles n'ont aucune prétention clinique ; elles ont été relevées sur les registres de M. le Dr Garel où le résumé de chaque observation est accompagné d'une figure schématique

du nez reproduisant exactement et le volume de la pièce
enlevée et le siège de la lésion. Evidemment elles
ne représentent que la très minime partie des observations qui ont trait à la même maladie et que possède
M. Garel.

Dans notre seconde partie nous résumerons d'une
façon aussi complète que possible toutes les opinions
qui ont été émises sur la structure de la muqueuse
hypertrophiée. Puis, après avoir donné un aperçu rapide
de la structure de la muqueuse du cornet à l'état normal, nous exposerons le résultat de l'examen de nos
pièces. Nous discuterons enfin la nature des lésions et
nous donnerons les conclusions auxquelles nous aurons
été amené.

Iᵒ PARTIE CLINIQUE

Définition. — Parmi les auteurs qui ont étudié l'hypertrophie de la muqueuse du nez, les uns en font un symptôme ou une complication du coryza chronique ; d'autres créent une forme du coryza qu'ils appellent hypertrophique ; d'autres enfin font à la maladie une place à part dans les affections du nez sous le nom d'épaissisement ou d'hypertrophie de la muqueuse des cornets.

C'est de cette dernière façon que nous croyons devoir comprendre cette maladie. En effet, tous les coryzas chroniques n'aboutissent pas fatalement à l'hypertrophie ou à l'atrophie comme pourraient le faire croire certaines déscriptions (Kœnig). De plus, l'hypertrophie est souvent tellement prononcée qu'elle paraît constituer à elle seule toute la maladie. Elle forme de véritables tumeurs qui obstruent les fosses nasales, amènent toute une série de troubles, entre autres du coryza, qui cessent lorsqu'on enlève ces sortes de tumeurs. L'hypertrophie semble donc mériter une description à part et ne doit plus être considérée seulement comme un symptôme de coryza chronique.

Etiologie. — On a invoqué, pour expliquer cette affection, les causes les plus diverses ; beaucoup d'entre elles ne semblent pas différer beaucoup des causes banales du coryza aigu ou chronique.

La scrofule, la syphilis, l'arthritisme, les diathèses ont été invoquées partout. Chez les enfants, la scrofule serait la cause la plus fréquente.

Les causes qui semblent avoir le plus d'efficacité sont les irritations locales les plus diverses. C'est ainsi qu'on a invoqué la respiration d'un air impur, la mauvaise aération des chambres surtout pendant la nuit, l'air chargé de poussières (surtout les poussières de coton et de laine que l'on respire dans les ateliers ou dans les fabriques ; ou encore celles que produit dans les appartements la présence de tapis sur le plancher).

C'est peut-être pour cette dernière raison, dit Seiler, à qui nous empruntons ces détails que cette maladie est plus fréquente dans la classe aisée que dans la classe pauvre ! Le même auteur accuse les excès d'alcool, les excès vénériens, même la masturbation, les corps étrangers des fosses nasales, les déformations congénitales ou acquises du nez, etc., etc. ! Il est bien entendu que nous ne faisons que citer et que nous laissons à l'auteur américain toute la responsabilité de ses affirmations un peu exagérées suivant nous.

Mais une cause d'irritation que nous avons trouvée souvent dans nos observations, et qui pour M. le Dr Garel a beaucoup d'influence, c'est l'habitude de priser du tabac. Beaucoup de nos malades sont des priseurs : c'est peut-être ce qui explique la fréquence relative de la maladie chez les prêtres, les frères, les vieilles demoiselles.

Le cornet moyen chez ces malades (c'est là un fait d'observation difficile à expliquer) semble plus souvent pris que le cornet inférieur.

Une des causes le plus souvent signalées, c'est l'existence depuis longtemps d'un coryza chronique tenace ou de fréquentes poussées de coryza aigu. Mais, ce coryza chronique ou ces poussées de coryza sont-elles la cause véritable? ne sont-ils pas eux-mêmes sous la dépendance du gonflement primitif de la muqueuse? Nous croyons qu'il est difficile de répondre et nous nous garderons bien de conclure.

Pour beaucoup d'auteurs, c'est dans le jeune âge que l'affection qui nous occupe est le plus fréquente. Il nous semble qu'elle est au contraire plus répandue chez l'adulte. Quand elle existe chez l'enfant, elle n'existe pour ainsi dire jamais ou presque jamais à l'état isolé ; elle coïncide souvent à cette époque de la vie avec les végétations adénoïdes du pharynx. Dans plusieurs observations que nous a montrées M. Garel, nous avons vu qu'on a dû déboucher les fosses nasales par l'ablation de la muqueuse hypertrophiée pour compléter la désobstruction qui avait été tentée par l'opération des tumeurs adénoïdes.

Enfin pour Garrigou-Desarènes l'hypertrophie des cornets a de la tendance à rétrocéder spontanément quand arrive la vieillesse. Aussi trouve-t-on signalée partout la rareté de l'affection à un âge avancé.

La longue énumération de ces causes parfois bizarres suffirait pour trahir notre ignorance en beaucoup de cas et, en effet, nous devons avouer que très souvent la cause exacte échappe absolument à l'observateur.

Fréquence. — Zuckerkandl affirme l'avoir trouvée une fois sur 8 à 9 cadavres pris au hasard. Il est assez difficile, voire même impossible de fixer exactement par des chiffres sa fréquence en clinique ; mais il est certain, et c'est là l'impression qui se dégage d'une observation étendue, que cette maladie se retrouve très fréquemment, ajoutons quand on la connaît, et qu'on sait la chercher.

Siège. — De l'avis de tous elle est plus fréquente sur le cornet inférieur que sur le cornet moyen. D'après nos observations elle serait plus fréquente du côté droit que du côté gauche. Nous avons en effet noté dans les cas que nous avons examinés que :

1° L'hypertrophie a été bilatérale 15 fois (4 fois sur les cornets moyens seuls, 9 fois sur les cornets inférieurs seuls, 2 fois sur les cornets moyens et inférieurs de chaque côté) ;

2° L'hypertrophie a été unilatérale 11 fois (10 fois elle a porté sur un seul cornet, 1 fois sur les deux cornets du même côté) ;

3° Le cornet inférieur a été pris 20 fois ; le cornet moyen 7 fois.

Dans les deux cornets tous les points peuvent être atteints, mais il existe deux sièges de prédilection ; c'est l'extrémité antérieure et l'extrémité postérieure de ces cornets.

C'est sur l'extrémité postérieure du cornet inférieur droit que nous dirions (si nous voulions résumer ce que nous avons vu) que le siège semble être le plus fréquent. D'ailleurs, nous n'avons pas la prétention de présenter une statistique. Si elle était possible il faudrait l'appuyer sur un nombre considérable de cas et elle aurait peu d'intérêt.

Symptômes. — Ce qui frappe tout d'abord dans l'histoire de nos malades, c'est la fréquence des cas méconnus. La plupart ont couru les cabinets médicaux pour des maux de gorge, du larynx, ont été traités pour de la toux, des phénomènes nerveux, etc., et cependant cette maladie peu connue des praticiens exige pour être diagnostiquée plutôt l'habitude d'examiner le nez qu'une bien longue pratique spéciale. Les symptômes en effet en sont très nets et quelques-uns très particuliers. On peut les diviser en *Symptômes fonctionnels* et *Symptômes physiques*. Les seconds seuls sont caractéristiques.

1° SYMPTÔMES FONCTIONNELS. — On peut les résumer de la façon suivante : Difficulté de la respiration nasale et ses conséquences ; troubles de la voix, de l'odorat, de l'ouïe ; altération des sécrétions nasales ; phénomènes nerveux réflexes.

Nous allons prendre chacun de ces symptômes en particulier et en étudier les caractères propres.

Le malade sent son nez se boucher peu à peu ; progressivement l'obstruction peut devenir absolue. Cette obstruction n'est pas continue, elle devient plus complète par les temps humides et diminue par les temps chauds et secs. C'est là un caractère commun à une série de maladies de la gorge et du nez : l'hypertrophie de la muqueuse nasale, les végétations adénoïdes et l'hypertrophie des amygdales.

Dans l'épaississement de la pituitaire il existe une cause de plus que dans les cas précédents pour expliquer les changements brusques de volume. Ce sont les poussées congestives du côté de la muqueuse nasale. Les auteurs anglais ont beaucoup insisté sur cette congestion ; aussi font-ils rentrer dans l'étiologie de la maladie qui nous occupe toutes les causes qui peuvent amener l'augmentation de pression dans les vaisseaux de la tête, et ils insistent surtout sur le travail intellectuel, le coït, etc !

Parfois l'obturation nasale est plus marquée à l'un des temps de la respiration qu'à l'autre. Ce fait se retrouve surtout dans les observations où l'hypertrophie siège à l'extrémité postérieure ; celles de la partie antérieure et de la partie moyenne amènent au contraire une obstruction absolue dès qu'elle a atteint un volume suffisant.

La difficulté de respirer par le nez, qui est souvent l'un des premiers symptômes, peut pendant longtemps être plus ou moins marquée ; mais tôt ou tard, si le malade ne se traite pas, l'oblitération devient complète. Le malade alors est obligé de respirer la bouche ouverte. Les fosses nasales n'exercent plus leur rôle essentiel : fixation et filtration des poussières, élévation de la température et augmentation de l'humidité de l'air ; ce dernier arrive directement sur le pharynx, le larynx et la trachée, chargé de poussières et plus ou moins sec et froid. Il ne tarde pas à produire l'irritation des voies respiratoires supérieures, qui se traduit par l'existence constante chez nos malades d'une pharyngite chronique granuleuse ou d'une laryngite légère.

La nuit, cette difficulté de respirer par le nez se traduit

par du ronflement et des accès de suffocation. Parfois ces accès sont très pénibles, empêchent le sommeil, réveillent le malade en sursaut. Chez les enfants, ils peuvent atteindre des proportions effrayantes qui rappellent jusqu'à un certain point la laryngite striduleuse. Ils cessent d'ailleurs dès que l'enfant est éveillé. A cet âge d'ailleurs nous avons constaté déjà la coïncidence fréquente avec des végétations adénoïdes, et les troubles respiratoires sont sous la dépendance de ces deux lésions. Le ronflement et l'insomnie sont également très fréquents chez les adultes. Certains malades remarquent que le décubitus latéral au lit favorise souvent la respiration dans la narine opposée, et vice-versa.

La plupart des malades présentent des troubles de la phonation: la voix est rauque, enrouée, nasonnée. Dans plusieurs observations il s'agissait d'avocats qui ne pouvaient plus plaider ou qui se fatiguaient très vite au cours d'une plaidoirie, de prêtres qui ne pouvaient plus chanter à la messe ou aux enterrements, d'instituteurs ou de professeurs qui ne pouvaient plus enseigner.

Tous ces inconvénients s'expliquent très bien par la simple gène de la respiration nasale, et il suffit de se souvenir de la difficulté que l'on éprouve à parler d'une façon soutenue pendant un coryza aigu. pour comprendre tous ces symptômes.

Parfois. c'est du côté de l'oreille que le patient appelle l'attention du médecin; il éprouve des bourdonnements ou même de la surdité plus ou moins complète. Combien de fois un médecin non prévenu ne sera-t-il pas embarrassé. lorsqu'en présence de pareils cas. l'examen de l'oreille externe au spéculum aura été négatif!

C'est dans les cas où l'hypertrophie porte sur l'extrémité postérieure du cornet inférieur que l'on note les troubles de l'ouïe. Il n'est pas étonnant que ces phénomènes se produisent, si l'on songe aux rapports que présente le pavillon de la trompe d'Eustache avec l'extrémité postérieure du cornet inférieur. On sait, en effet, que cet orifice se trouve situé à 12 ou 15 millimètres en arrière du cornet. Pour Tillaux, la muqueuse qui recouvre le cornet se prolonge jusqu'au pavillon qui semble constituer comme un prolongement du méat inférieur ; ces rapports connus, comment s'étonner que les tumeurs mamelonnées arrivent à comprimer, obturer même complètement l'orifice de la trompe ? C'est évidemment par ce mécanisme que l'hypertrophie du cornet amène des accidents du côté de l'oreille.

Très souvent aussi les fonctions de la muqueuse olfactive sont fortement compromises ; le malade sent moins ou ne sent plus du tout les odeurs. M. Garel a constamment trouvé de l'anosmie quand le méat moyen était complètement oblitéré. Pour lui cette condition semble nécessaire à l'abolition de la fonction olfactive. C'est probablement là la cause de la fréquence plus grande des troubles olfactifs dans l'hypertrophie du cornet moyen et chez les priseurs.

Les sécrétions nasales sont presque toujours altérées. Tantôt ce sont simplement des altérations quantitatives : le mucus normal est sécrété en beaucoup plus grande abondance ; le sujet salit plusieurs mouchoirs par jour. Tantôt le mucus, filant, plus ou moins visqueux, est remplacé par un liquide aqueux très abondant ou par un véritable muço-pus d'odeur fade. Pour Moldenhaüer ce dernier symptôme serait plus fréquent chez les enfants. Jamais on n'observe l'odeur fétide si caractéristique de l'ozène. Enfin il peut se faire qu'au lieu d'être augmentées les sécrétions soient diminuées. et ces cas ne sont pas les moins pénibles : les malades ont les narines bouchées par des croûtes sèches qui contribuent encore à irriter la muqueuse nasale. Il faut souvent de grands efforts pour détacher et expulser ces croûtes, et il n'est pas rare de voir, du fait de ce catarrhe sec, des douleurs de tête frontales. très vives, se produire et ajouter au malaise du patient.

On retrouve souvent chez nos malades des troubles de la déglutition. Celle-ci devient difficile, pénible et bruyante. Le malade étant obligé de faire deux choses à la fois. respirer et déglutir, il arrive que les deux fonctions se gênent et qu'il produit en mangeant un bruit particulier. Les enfants surtout sont très souvent grondés par leurs parents et accusés par eux de manger d'une façon malpropre. C'est là d'ailleurs un signe commun à toutes les causes d'obstruction du nez.

On a observé quelquefois des irritations de la conjonctive sous l'influence de l'hypertrophie des cornets. Les relations de la conjonctive et du nez sont trop connues pour que nous insistions davantage sur ces symptômes, d'ailleurs assez rares.

C'est ici le lieu de parler des phénomènes douloureux et des troubles nerveux réflexes que l'on observe si souvent dans la maladie que nous décrivons.

Et d'abord un fait qui saute aux yeux quand on parcourt les traités des maladies du nez, c'est la fréquence de ces troubles nerveux bizarres. Il est bon de faire remarquer que très souvent, et c'est le cas de plusieurs de nos observations on a affaire à des névropathes des deux sexes. On a probablement fort exagéré les relations des phénomènes nerveux avec les maladies du nez. C'est ce qui a permis à un auteur plaisant, de dire que bientôt le nez allait remplacer l'ovaire chez les névropathes.

Les douleurs sont assez souvent notées, soit localement, soit à distance. Alors ce sont surtout des douleurs siégeant à la racine du nez, dans la région frontale, ou des céphalalgies générales.

Les réflexes d'origine nasale ont été bien étudiées dans ces dernières années. John Mackensie a essayé de démontrer que cette notion remonte aux premiers âges de la médecine. Sans remonter si haut, nous savons que Trousseau avait déjà vu les rapports de l'asthme et du coryza. Mais c'est Voltolini qui le premier a signalé les véritables névroses dont les maladies du nez sont le point de départ. Tous les auteurs qui ont suivi (Hanisch, Frœnkel, Hartmann, Schaffer, Hack, Rœ, Sajous, etc.), ont tous signalé l'existence fréquente de ces réflexes dans l'hypertrophie de la muqueuse des cornets.

Tous ces travaux ont été très bien résumés par Garrigou-Desarènes dans son livre sur le catarrhe chronique du nez (1888) et dans une revue générale sur « les névropathies réflexes d'origine nasale » par M. Albert Ruault (*Gazette des Hôpitaux*, décembre 1887). Nous énumérerons rapidement tous ces troubles nerveux d'après ces différents travaux et d'après les observations que nous a communiquées M. le Dr Garel :

1" *Asthme et fièvre des foins* (hay fever), Voltolini,

Hânisch, Frœnkel, Hartmann, etc. Il nous semble qu'il est peut-être exagéré de mettre l'asthme des foins sous la dépendance de lésions définitives de la muqueuse nasale. On peut avoir dans ces cas des phénomènes qui peuvent rappeler le *hay fever*, mais l'asthme des foins, proprement dit est une maladie à part dont la nature est encore peu connue et qui présente ce caractère particulier de survenir toujours à une période fixe de l'année, en dehors de laquelle on ne retrouve plus la maladie. C'est ainsi que cette année tous les cas de ce genre observés par M. Garel se sont montrés dans la région lyonnaise vers le 25 mai. Un seul malade vint consulter M. Garel à la fin du mois de juin pour de l'asthme des foins vrai, et ce malade venait d'une station des montagnes où les foins avaient mûri beaucoup plus tard que dans nos pays. Quoiqu'il en soit de ces faits, il est certain qu'il y a des formes d'asthme ou d'oppression qui rappellent le hay fever et que l'on peut mettre sous la dépendance de l'hypertrophie de la muqueuse nasale.

2' *Spasmes glottiques* caractérisés par de l'aphonie spasmodique survenant quand le malade veut parler et ne se montrant pas au contraire dans les mouvements normaux de la respiration (Hering, Sommerbrodt, Rumbold, Przedborski, Hoffmann).

3° *Toux nasale* survenant par accès périodiques au même moment de la journée (Mackensie, Hack, Sommerbrodt, Frankel, Longuet).

Ces phénomènes peuvent être rapprochés de l'origine nasale de la coqueluche, admise par Michaël. et cela d'autant mieux que la toux nasale réflexe dans nos cas prend quelquefois le caractère coqueluchoïde. Il y a là quelque chose de tellement net, que pour un médecin exercé ce caractère de la toux suffit pour attirer l'attention du côté du nez (Garel).

4° *Névralgies diverses*, migraines ou névroses : chorée, folie (Ziem, Löwe, Rougier).

5° *Troubles vaso-moteurs*, rougeurs de la face et du nez, acné, sueurs unilatérales des extrémités. œdèmes passagers et circonscrits, urticaires.

6° *Vertiges*, décrits pour la première fois par Michel de Cologne (1876), puis par Hack (1883), par Massei de Naples (1885), enfin par Gennars (1886). La plupart de ces auteurs, c'est pour cela que nous les citons, ont signalé ces vertiges dans l'hypertrophie de la muqueuse.

7° *Troubles des sécrétions et en particulier de la salivation.*

8° *Crises épileptiformes.* — On peut ajouter des troubles moins fréquents : étouffements, constriction à la gorge, troubles digestifs, œsophagisme, hyperesthésie laryngienne, gastralgie, palpitations, incontinence d'urine, dysurie, mouches volantes, hypochondrie, tics de la face, accès d'éternûments, vomissements !!

A propos de ces derniers nous signalerons une de nos observations, celle de l'abbé X..., très intéressante à ce point de vue. Ce malade, chaque fois qu'il se mettait à table, était pris de toux et de vomissements, et cela régulièrement tous les jours au repas de midi : ce qui prouve bien que la lésion du nez était pour quelque chose dans ces réflexes, c'est l'amélioration rapide qui survint dès que le malade commença son traitement. Dès que l'ablation de la muqueuse hypertrophiée fut complète, les vomissements disparurent pour ne plus revenir.

Le caractère commun à toutes ces complications. c'est leur disparition par l'ablation des parties malades. Cette notion est très importante ; car, si elle permet dans beaucoup de cas de rattacher scientifiquement l'affection causale et les troubles réflexes produits par elle, elle donne également la clef du traitement.

Les auteurs ne sont pas d'accord sur le fait de savoir quelle est la forme d'hypertrophie qui est le plus souvent suivie de réflexes. Pour Hack, c'est surtout la forme érectile pure, celle qui, comme nous le verrons bientôt. disparaît complètement par la cocaïne. Mais cette assertion de Hack est loin d'être admise par tous les auteurs. Les avis sont également partagés au sujet de savoir quelle est la partie de la muqueuse dont l'excitation produit les réflexes : Hering et Baratoux placent la zone excitable dans la partie postérieure de la cloison ; Hack dans l'extrémité antérieure du cornet inférieur. John Mackensie a déterminé par des expériences les conditions de production de ces réflexes. Voici ses conclusions :

1° Il existe dans le nez une zone sensitive strictement délimitée et dont l'irritation artificielle ou morbide produit des mouvements réflexes ;

2° Cette zone correspond probablement au corps caverneux des cornets.

3° La toux dite nasale se produit le plus souvent par irritation du segment postérieur. du cornet inférieur et de la partiecorrespondantte de la cloison.

Nous avons énuméré longuement tous ces points de détail. Nous croyons cependant n'être pas sorti de notre sujet, étant donné l'importance et l'intérêt que présentent ces troubles nerveux réflexes. Mais, hâtons-nous de le dire, on a singulièrement exagéré les relations de ces phénomènes avec l'hypertrophie des cornets du nez et d'une façon générale avec les maladies des fosses nasales. Il est surtout un fait dont on n'a pas assez tenu compte, suivant nous, qui pourrait expliquer à lui seul pas mal de ces troubles réflexes; c'est la fréquence de la névropathie chez les malades de cette espèce.

2° SYMPTÔMES PHYSIQUES. — On les recherche par la rhinoscopie antérieure, ou la rhinoscopie postérieure ou le toucher digital.

Rhinoscopie Antérieure. — On se sert généralement du *speculum nasi* de Duplay et d'un miroir frontal à l'aide duquel on projette soit la lumière naturelle du soleil, soit la lumière artificielle d'une lampe. Parfois le simple écartement des narines et l'éclairage antérieur suffisent, mais il vaut mieux se servir du premier procédé.

Quoiqu'il en soit, on aperçoit par ces différents moyens une tumeur rouge, quelquefois grisâtre, dont le volume varie de celui du petit doigt à celui du pouce et davantage. Sa surface n'est pas aussi lisse que celle des polypes muqueux ; elle est souvent mamelonnée, sillonnée ; on a comparé son aspect à celui d'une crête de coq, d'une framboise, d'une mûre. L'hypertrophie des cornets inférieurs est tantôt lisse, tantôt bosselée. Ces deux variétés d'aspect répondent à deux variétés de tumeurs. Quand la tumeur est lisse, elle disparaît assez souvent par le badigeonnage à la cocaïne ; sous l'influence de cette substance, la muqueuse boursouflée s'affaisse laissant à sa place une membrane flottante comme un sac vide trop large. Cette variété de tumeur ne peut pas être enlevée; car

comme on se sert généralement de cocaïne pour obtenir
l'anesthésie locale avant l'opération, on doit se contenter
en présence de la disparition de la tumeur, de cautérisations le long de la partie tuméfiée. Nous ignorons donc
la constitution exacte de ces lésions; mais il est certain
que ce sont là des épaississements essentiellement vasculaires, érectiles, sur les vaisseaux desquels la cocaïne
exerce une action constrictive.

La seconde variété de tumeurs du cornet inférieur
comprend les tumeurs qui ne disparaissent pas complètement par la cocaïne et qui sont généralement bosselées.
Celles-ci ont des caractères bien tranchés et diffèrent
beaucoup des précédentes. C'est surtout à elles et à celles
qui suivent que s'adresse notre description. Elles n'ont
d'ailleurs pas toutes le caractère mamelonné, papilliforme. Comme nous le verrons lors de l'anatomie pathologique, il est de ces hypertrophies qui sont absolument lisses, d'autres qui sont légèrement mamelonnées, d'autres enfin qui présentent à leur surface
des sillons et des saillies qui rendent parfois leur surface
très accidentée. En somme, il existe sur le cornet inférieur deux sortes d'épaississements de la muqueuse; les
uns à surface lisse, les autres à surface irrégulière.
Parmi les premiers les uns disparaissent par la cocaïne
(variété érectile pure), les autres ne disparaissent pas
par l'action du même réactif. Ces derniers représentent
l'hypertrophie de l'extrémité antérieure des cornets Les
seconds (mamelonnés, framboisés, mûriformes), qui ne
disparaissent pas davantage par la cocaïne, siègent à
l'extrémité postérieure des cornets inférieurs.

Les rapports qu'affecte la muqueuse hypertrophiée avec les parois des fosses nasales sont les suivants :

Si avec un stylet ou une petite sonde on explore la surface de la masse rouge que l'on aperçoit dans l'un des méats, il est facile de voir que le stylet passe librement en bas entre le plancher et la tumeur, en dedans entre la tumeur et la cloison, points dans lesquels il existe un sillon assez net qui sépare les parties saines des parties malades ; en haut et en dehors au contraire le passage est fermé à l'instrument d'exploration qui perçoit nettement l'insertion de la tumeur au bord libre du cornet inférieur ; appendue ainsi sur ce bord, la tumeur fait saillie à la face inférieure du cornet et dans le méat inférieur où elle peut se développer librement. On peut avec l'extrémité du stylet déplacer légèrement la petite masse ; l'extrémité du même instrument peut également déprimer légèrement la surface de la muqueuse hypertrophiée.

Parfois cette méthode d'examen ne donne aucun renseignement ; d'autres fois dans les parties profondes des fosses nasales on aperçoit une masse rouge, difficile à atteindre ; dans ce cas il faut compléter l'exploration par un petit artifice. A l'état normal, lorsque par la partie antérieure du nez on cherche à projeter de la lumière dans le pharynx, si on fait prononcer au malade les diphtongues deu, deu, do, do, on voit la face dorsale du voile du palais se soulever et apparaître éclairée dans la cavité. Si on ne voit pas le voile du palais, il y a quelque chose qui ferme le passage. Par conséquent lorsque la rhinoscopie antérieure ne montrera rien sur les cornets dans leur partie antérieure et révèlera seulement dans la partie profonde une masse pathologique douteuse, on pourra s'assurer par le signe que nous venons de décrire que l'on a bien affaire à une saillie mamelonnée qui fait hernie dans les fosses nasales. On pourra compléter le diagnostic en faisant respirer le malade et en constatant que la respiration est libre ou abolie du côté examiné.

Enfin il est des cas, et c'est la règle lorsque la lésion siège eu arrière, où il faut parfaire l'examen par le toucher et par la rhinoscopie postérieure,

Toucher. — Il est souvent difficile et parfois ne donne que des renseignements incomplets. On le pratique en passant l'extrémité de l'index recourbé en crochet derrière le voile du palais. On parvient à sentir ainsi et d'un seul ou des deux côtés une saillie mûriforme, une masse plus ou moins volumineuse et irrégulière qui fait hernie dans les choanes. Ce doigt ainsi introduit, muni ou non d'un doigtier métallique pour préserver des morsures, peut cependant rendre au praticien de grands services ; s'il ne permet pas de distinguer exactement le genre de tumeurs auxquelles on a affaire, il suffit du moins pour dévoiler l'existence d'une tumeur et sa consistance.

Rhinoscopie postérieure. — Elle se pratique à l'aide d'un miroir frontal et d'un miroir pharyngien. Le premier est destiné à réfléchir la lumière sur le second qui éclaire ainsi les fosses nasales postérieures et donne leur image. Nous n'insisterons pas sur le manuel opératoire qui est bien décrit dans tous les manuels qui traitent des affections du nez (celui de Moure par exemple). Nous devons cependant ajouter qu'il est souvent difficile à pratiquer ; souvent on est obligé de relever la luette avec un crochet spécial. Duplay a construit un miroir muni d'un releveur articulé, instrument qui permet de tenir dans la main tous les objets destinés à l'examen. De l'avis de M. Garel, c'est là un très mauvais instrument et toujours mal supporté. Rien ne vaudra pour se débarrasser de la luette et du voile du palais si gênants pour l'examen une grande habitude et une bonne expérience.

De plus, il faut toujours s'aider de badigeonnages à la cocaïne qui permettent au malade de tolérer plus longtemps la présence des instruments dans la gorge, enfin faire ouvrir la bouche sans efforts, dire au sujet de respirer naturellement ou bien lui faire prononcer les diphtongues eu, on.

L'examen ainsi pratiqué révèlera l'existence sur l'extrémité postérieure des cornets de saillies bosselées, framboisées, mûriformes, de couleur grisâtre, faisant dans l'orifice postérieur des fosses nasales, qu'elles peuvent obstruer complètement, une tumeur du volume d'une noix environ qui descend derrière le voile du palais. Avec de l'expérience on peut se rendre compte d'une façon très exacte du volume, de l'aspect, des rapports des masses hypertrophiées avec les différents points du pharynx (orifice de la trompe). Parfois elles n'existent que d'un côté, le plus souvent elles sont bilatérales, et, leur siège le plus fréquent est sur l'extrémité postérieure des cornets inférieurs, on peut également constater leur présence sur la même extrémité des cornets moyens. Enfin, grâce à la rhinoscopie postérieure on verra souvent, outre l'hypertrophie, se montrer soit des polypes muqueux avec leur aspect caractéristique faisant saillie dans l'extrémité postérieure des fosses nasales, soit des végétations adénoïdes insérées dans le voisinage de la trompe ou sur le plafond du pharynx.

C'est lorsqu'il y a coïncidence de ces différentes lésions avec l'hypertrophie de la muqueuse que les caractères de cette dernière sont le plus nettement tranchés et que le diagnostic est le plus facile.

Marche. — La marche de cette affection est très lente. Dans certaines observations les malades étaient porteurs de leur maladie depuis un très long temps. Non traitée, elle semble ne jamais guérir spontanément. Par contre quand on l'enlève elle ne revient jamais ; mais il faut pour cela que l'ablation soit complète et qu'on opère en plusieurs fois. Dans nos observations, les malades revus longtemps après l'opération étaient tous complètement guéris.

Pronostic. — Il est évidemment très bénin puisque jamais une pareille affection n'entraîne la mort ou ne met la vie en danger. Mais, par sa persistance, par la tenacité de ses symptômes, elle constitue une véritable infirmité désagréable qui peut même avoir des conséquences très importantes pour le malade. Nous avons vu en effet, qu'elle peut gêner singulièrement l'exercice de certaines professions (instituteurs, prêtres, voyageurs de commerce, etc.) La disparition absolue de tous les symptômes par le traitement constitue à rendre le pronostic le meilleur possible. Ajoutons que la maladie n'est pas toujours une cause de gêne aussi considérable que nous venons de le dire et que parfois elle est très bien supportée ; les patients, dans ce cas, ne se plaignent que d'un peu d'obstruction des fosses nasales.

Diagnostic. — Le diagnostic comprend deux points : reconnaître l'existence de la maladie et différencier cette maladie de celles qui peuvent la simuler.

Les signes les plus caractéristiques de l'hypertrophie sont ceux fournis par l'examen rhinoscopique, c'est-à-dire l'aspect tantôt lisse, rouge, vernissé ou humide, tantôt l'aspect framboisé en crête de coq, ou mûriforme et son siège sur le cornet inférieur ou plus rarement sur le cornet moyen. Lorsque ces caractères apparaissent très nettement, le diagnostic est des plus simples ; dans les cas plus douteux il faut s'aider des caractères particuliers des maladies qui peuvent simuler l'hypertrophie ; ce sont ces caractères que nous allons maintenant étudier.

1º *Polypes muqueux*. — C'est avec eux que le diagnostic se présente le plus souvent. Ils s'insèrent très rarement pour certains auteurs, jamais pour les autres, sur le cornet inférieur. Ils forment des tumeurs molles, translucides, d'aspect gélatineux, insérées par un pédicule étroit sur la muqueuse nasale plus ou moins normale.

Ils siègent le plus souvent au niveau du méat moyen, des cornets moyens ou de la voûte. La cocaïne n'a aucune action sur eux. Leur coloration est pâle, grisâtre. Enfin ils sont généralement multiples, et quand on les enlève, on est souvent surpris par ce fait que, malgré une première ablation en apparence très complète, lorsque le malade revient se faire examiner, on retrouve une quantité de masses polypeuses aussi considérable et quelquefois plus considérable que lors de la première opération. On dirait que, gênés tout d'abord dans leur développement par la compression exercée sur les parties profondes, par les masses les plus visibles, il existait des polypes cachés qui, les autres enlevés, ont pris un développement brusquement énorme. Voilà toute une série de caractères qui donnent bien la différence des deux maladies. Nous insisterons sur un des caractères différentiels qui nous paraissent les plus importants ; le polype muqueux est nettement pédiculé ; les masses hypertrotrophiées sont au contraire largement implantées sur la muqueuse. Le stylet peut circonscrire complètement le polype muqueux tandis que nous avons vu que cela est impossible pour l'hypertrophie. Enfin, rappelons la fréquence de la coïncidence des polypes et de l'hypertrophie, circonstances qui doivent rendre dans certains cas le diagnostic plus épineux.

2° *Hypertrophie de la cloison.* — Cette maladie est fréquente ; elle forme dans l'une des fosses nasales une saillie plus ou moins prononcée recouverte par la muqueuse rouge plus ou moins altérée. Cette saillie pourrait être confondue avec les tumeurs hypertrophiques si le seul contact du stylet avec elle ne suffisait pour faire le diagnostic. Dans le cas d'hypertrophie de la cloison, en effet, on éprouve au contact une dureté spéciale. De plus si on essaie avec la sonde de passer entre la saillie et la cloison, on voit que cela est impossible contrairement à ce qui se passe dans l'hypertrophie.

3° *Dégénérescence polypeuse de la muqueuse.* — Elle forme une série de petits polypes serrés, insérés sur une base dure de nature fibreuse ; elle siège surtout à la voûte, jamais sur les cornets (Moldenhauer).

4° *Les végétations adénoïdes* forment des tumeurs mul

tiples ramifiées, lobulées, rouges, saignant facilement,
à consistance cérébrale, le doigt enfonce dedans et ramène des portions de tumeur ; elles n'ont jamais l'aspect
framboisé et jamais le siège spécial sur l'extrémité postérieure des cornets.

Nous ne croyons pas devoir énumérer les autres maladies des fosses nasales qui ne peuvent être confondues
avec la maladie qui nous occupe. Les polypes naso-pha-
ryngiens par leur insertion spéciale, leur volume, leur
marche, leur aspect, ne peuvent simuler la muqueuse
des cornets hypertrophiés. Il serait oiseux d'insister
davantage. Quant aux tumeurs malignes, leur aspect,
leur marche, leurs symptômes sont absolument différents
et pour les mêmes raisons, nous ne croyons pas devoir
en discuter le diagnostic.

Traitement. — Ce n'est pas là la partie la moins
importante de notre sujet. La lecture des observations
démontrera qu'un traitement bien dirigé peut, en peu
de temps, avoir raison de tous les symptômes de la maladie et de la maladie elle-même. Nous n'énumérerons
pas dans cet exposé tous les traitements qui ont été pré-
conisés pour détruire l'hypertrophie des cornets, ou la
faire disparaître. Les ouvrages spéciaux donnent tous à
cette partie de la question un développement considérable. Nous nous bornerons à résumer les méthodes de
traitement adoptées par M. Garel, et qui lui donnent, soit
dans sa clientèle, soit à l'hôpital, d'excellents résultats.

Le traitement diffère singulièrement suivant que l'on a
affaire à la variété molle, ou à la variété ordinaire, à la
forme érectile pure ou à l'hypertrophie proprement dite

Dans le cas d'hypertrophie molle, réductible en grande partie par la cocaïne, mais causant une obstruction permanente des narines, on peut employer divers moyens.

Les astringents simples sont tout à fait insuffisants. Il n'en est pas de même de l'acide chromique, qui, employé d'après les indications d'Héring, réduit l'hypertrophie définitive en quelques séances. Voici de quelle façon on opère : on dépose à l'extrémité d'une baguette de métal ou de verre, un petit cristal d'acide chromique que l'on fait adhérer à la tige par la chaleur. On trace alors sur la muqueuse des raies parallèles dans le sens de la largeur des fosses nasales. On fait ensuite renifler un peu d'eau bicarbonatée au malade pour détruire l'excès d'acide et préserver de son action les portions saines de la muqueuse.

Moure dit avoir obtenu également d'excellents résultats avec le chlorure de zinc.

Les irrigations nasales antiseptiques sont un excellent adjuvant pour déterger les cavités nasales des sécrétions accumulées en plus ou moins grande abondance.

Le galvano-cautère est encore un moyen plus simple et plus rapide ; il permet en quatre ou cinq séances de réduire complètement la muqueuse hypertrophiée. On se sert dans ce cas du couteau galvanique que l'on promène le long de la muqueuse, en le portant au rouge sombre pour éviter les hémorrhagies. L'anse galvanocaustique n'est pas applicable ordinairement dans cette forme d'hypertrophie d'autant plus que l'anesthésie préalable à la cocaïne ramène la muqueuse à un volume qui ne permet plus de la charger sur l'anse de fil de fer.

Récemment M. le docteur Garel a observé un cas où l'extrémité des cornets inférieurs produisait une obstruction permanente des deux choanes. La cocaïne faisait disparaître complètement les deux saillies. Les parties hypertrophiées n'ont pu être détruites qu'en passant par la voie buccale et en les cautérisant à l'aide d'un couteau galvanocaustique recourbé introduit par la bouche, en arrière du voile du palais. En deux séances la guérison était complète.

Quand il s'agit d'une hypertrophie chronique résistante occupant toute la face inférieure des cornets et formant un bouchon volumineux en arrière au niveau des choanes, on peut encore recourir aux procédés chimiques cités plus haut. On peut aussi, suivant la méthode de Garrigou-Desarènes, se servir de la méthode électrolytique qui consiste à appliquer sur les parties hypertrophiées une ou plusieurs plaques métalliques reliées au pôle négatif d'une batterie à courant continu. Parfois aussi on remplace ces plaques par des aiguilles plongées dans l'épaisseur même des tissus. Ce procédé est assez bon mais d'une application moins rapide que la galvanocaustique.

On obtient un résultat parfait par l'application de l'anse galvanocaustique qui, glissée sur la face inférieure de la partie malade, en enlève de larges fragments sans hémorrhagie. A l'aide d'introductions successives, on arrive à supprimer toutes les parties hypertrophiées sans la moindre douleur. Quant aux hypertrophies occupant les choanes, il est rare qu'avec un peu de patience et d'habileté on n'arrive pas à les détacher totalement par l'anse introduite par la partie antérieure du nez. On peut d'ailleurs, s'il est nécessaire, fixer la partie postérieure à l'aide d'une pince à dents ou d'un simple petit crochet qui sert de conducteur à l'anse métallique. On glisse cette anse sur le crochet jusqu'à la partie à enlever. Il est possible également de se servir au lieu de fils recuits, de fils d'acier, cordes dé mandolines, auxquels on donne une forme concave du côté de la tumeur à saisir. L'anse introduite alors dans la fosse nasale le long de la cloison, fait ressort en arrivant en arrière et vient coiffer facilement la tumeur postérieure Avant de tirer, on fait rougir un peu l'anse pour la faire mordre dans les tissus, puis on pratique l'ablation sans la moindre difficulté. L'hémorrhagie par cette méthode est ordinairement nulle et la douleur est complètement évitée, si l'anesthésie a été bien faite.

Il n'est pas besoin de faire ressortir tous les avantages de ce procédé sur l'arrachement à la pince ou la section à l'aide de simples ciseaux droits.

L'opération complète réclamera souvent plusieurs séances; car, malgré l'absence d'hémorrhagie, il y a parfois quelques petit caillots sanguins qui masquent le champ opératoire.

Dans le cas où il surviendrait une hémorrhagie légère, il suffirait d'introduire par la narine un petit tampon de ouate styptique au perchlorure de fer. M. Garel dans aucune de ses nombreuses opérations n'a été obligé de pratiquer le tamponnement à l'aide de la sonde de Belloc. Après toutes les opérations de cette nature, il est bon de prendre quelques précautions antiseptiques consistant surtout en lavages boriqués. Il faudra faire priser au malade, plusieurs fois par jour, de l'acide borique finement cristallisé et non pulvérulent.

Le malade n'est nullement éprouvé par ce genre d'intervention et peut reprendre ses occupations habituelles immédiatement après chaque séance. Tout au plus peut-on signaler un peu de céphalalgie après les opérations un peu importantes.

Nos observations dont nous donnons maintenant le résumé sont au nombre de 31 ; 29 d'entre elles étaient accompagnées de pièces anatomiques dont 28 ont été coupées, comme nous le verrons ; les 29 se rapportent à des cas d'hypertrophie vraie, dure, charnue ; les deux autres à des cas d'hypertrophie molle, disparaissant par la cocaïne. Nous ne donnons ici que les observations avec pièces, puisque nous nous proposons surtout d'étudier les lésions anatomiques de l'hypertrophie : nous avons pris les deux cas d'hypertrophie molle, comme observations typiques de la variété érectile pure que nous avons décrite. Toutes ces observations sont très résumées, mais dans toutes, on trouve notés avec soin, la forme et le siège de la lésion. On ne pourra donc pas nous reprocher d'avoir examiné des coupes ne se rapportant pas à la maladie que nous décrivons. D'ailleurs les observations très détaillées n'auraient pas beaucoup d'intérêt ; elles se répéteraient avec les mêmes caractères, la même description que celle que nous avons donnée dans la partie clinique de notre travail.

OBSERVATIONS

Cornets Inférieurs

OBSERVATION I

Hypertrophie du Cornet inférieur droit.

Abbé Ro. de Ch., 36 ans. Obèse.

Coryza. Pharyngite granuleuse. Congestion du larynx. État rosé de l'épiglotte. Oppression. Gêne respiratoire très marquée.

Grosse masse charnue *bosselée*, insérée sur le cornet inférieur; fait une saillie énorme en avant, comble le nez ; de l'autre côté rétrécissement de la narine, pas de tumeur.

1ʳᵉ Ablation. — Masse du volume d'une noix à surface mamelonnée, mars 1886

2ᵉ Ablation. La première avait été incomplète, mai 1886.

Dès le 30 avril, amélioration considérable de la respiration. Guérison complète. Revu le malade ces derniers temps.

OBSERVATION II

Hypertrophie du Cornet inférieur double.

M. Esc. Son enfant atteint de végétations adénoïdes Lui-même a été traité par Valette avec des tiges de laminaria pour une sténose du nez. Il a eu également dans son enfance de la suppuration de l'oreille. Enfin il a la tête des gens qui ont eu des végétations adénoïdes, actuellement possesseur d'une belle

hypertrophie du cornet inférieur d'aspect fibreux. Après l'ablation hémorrhagie. C'est un de ceux qui ont le plus saigné.

OBSERVATION III

*Hypertrophie de la muqueuse des Cornets inférieurs
sur toute leur longueur.*

M. C. B., 45 ans. Névropathe. Mère atteinte de polype
nasal Lui, aurait eu un abcès du sinus maxillaire, il y a quelques années. Coryza chronique depuis un an ; suppuration de
la narine droite. Douleurs vives locales et irradiées au front, à
la région péri-orbitaire. Point sous-orbitaire. Le malade garde
la chambre.

Examen rhinoscopique antérieur. Saillie de la muqueuse du
cornet inférieur, lobulée. rouge.

Examen rhinoscopique postérieur. Saillie également framboisée de l'extrémité postérieure des mêmes cornets.

La cocaïne fait disparaître en partie les tumeurs. Ablation à
l'anse de l'extrémité antérieure, puis de l'extrémité postérieure
(janvier 1887). Guérison.

OBSERVATION IV

Hypertrophie du Cornet inférieur droit.

B..., début il y a 4 ou 5 ans par froid et coryza qui n'a plus
cessé depuis que par intervalles. Difficulté de respirer la nuit.
Anosmie absolue. Pas de céphalalgie. Ecoulements abondants
par le nez. Eternûments fréquents surtout pendant 4 ou 5 heures
le matin. Inspiration plus facile que l'expiration, la tumeur faisant soupape. Cette tumeur s'étend d'une extrémité à l'autre des
fosses nasales. La rhinoscopie postérieure fait apercevoir les
choanes oblitérées du côté droit par une tumeur volumineuse
grisâtre. Ablation, guérison.

OBSERVATION V

Hypertrophie des deux Cornets inférieurs.

Mme B..., 30 ans. Névropathe. Coryza chronique. Douleurs de la gorge très vives. Pharynx vernissé. Dort la bouche ouverte, etc. Opérée le 19 novembre 1888. Pas d'amélioration. Le 12 décembre on enlève de nombreuses végétations de la face inférieure des cornets inférieurs des deux côtés. Le 24 décembre, dort bien la bouche fermée, amélioration notable.

En janvier 1889 la narine se rebouche, on enlève de nouveau plusieurs végétations. A chaque opération on ne peut tout enlever. L'affection est ici très longue. Actuellement guérison (juin 1889).

OBSERVATION VI

Hypertrophie des Cornets inférieur et moyen droit.

X..., avocat. Traité antérieurement pour troubles de la voix.

Il a eu des badigeonnages de la gorge, des cautérisations, une section de la luette sans amélioration. On avait diagnostiqué chez lui laryngite et pharyngite herpétique.

Se plaint du côté de la voix qui est nasonnée, se fatigue rapidement en plaidant. Hemmage

A l'examen, les cornets moyen et inférieur du côté droit sont pris tous les deux. Le cornet inférieur a l'aspect bosselé, irrégulier ; il est très volumineux. Sa surface est humide. Ablation à l'anse en quatre morceaux. Le cornet moyen a l'aspect sec, vernissé, comme si on l'avait frotté avec un linge. Opéré en 1888, actuellement guérison absolue. Voix naturelle. Plaide bien sans se fatiguer.

OBSERVATION VII

Hypertrophie du Cornet inférieur droit.

Vieille demoiselle. Névropathe. Début il y a cinq ans par une toux persistante (il y aurait eu des coqueluches à ce moment-là dans sa maison). Coryzas fréquents. Eternûments fréquents. La malade a remarqué qu'il y avait une sorte d'alternance entre les quintes de toux et les éternûments, les seconds étant plus forts quand les premiers étaient diminués. A l'examen, hypertrophie papilliforme volumineuse, framboisée du cornet inférieur droit. Amygdales un peu grosses. Respiration nasale difficile.

Opérée le 4 août 1888, en trois morceaux. Le 19 septembre 1888 respiration bien meilleure. 2ᵉ opération. Ablation d'une nouvelle tumeur à la face inférieure du cornet droit inférieur. Actuellement guérison (juin 1889). Disparition absolue de la toux.

OBSERVATION VIII

Hypertrophie de l'extrémité postérieure du Cornet inférieur gauche.

Mme B. Jos , 35 ans, 6 mai 1887. Polypes du nez. Polype énorme du larynx. Ce qui nous intéresse chez cette malade c'est une tumeur enlevée sur l'extrémité postérieure du cornet inférieur gauche. Cloison saillante à droite. Rétrécissement considérable des fosses nasales. Ablation des polypes du nez et du larynx. Electrolyse de la cloison. Ablation à l'anse de l'extrémité du cornet hypertrophié.

OBSERVATION IX

Hypertrophie de la Muqueuse des deux Cornets inférieurs, extrémité antérieure.

M. B.. , 25 ans. Début il y a 3 ans par coryza chronique. Maux de tête fréquents. Sujet très nerveux. Prend de véritables crises hystériformes. Obstruction des narines. Respire la bouche ouverte, surtout la nuit. Pharyngite granuleuse. Voix nasonnée.

A la rhinoscopie antérieure on aperçoit profondément les deux cornets inférieurs hypertrophiés. La muqueuse hypertrophiée fait saillie à la face inférieure du cornet et obture toute la cavité. On constate à la sonde une hypertrophie molle des cornets. Sur la corde vocale droite, petit kyste sanguin dans le tiers antérieur.

Le 1er juillet 1888, ablation à l'anse galvanique de la tumeur des cornets inférieurs. Un peu d'hémorrhagie. On constate une saillie de la cloison du côté gauche.

Nouvelle ablation le 28 août ; l'amélioration est déjà considérable, le malade se considère comme guéri.

Le 1er mai 1889, électrolyse sur la saillie de la cloison ; le 17 mai, ablation de la tumeur du larynx. A cette époque la saillie de la cloison a complètement disparu ; l'hypertrophie des cornets n'existe plus, et depuis la seconde intervention le malade n'a plus ressenti aucun symptôme.

OBSERVATION X

Hypertrophie des Cornets inférieurs.

M. P. W. .., 45 ans. Tousse depuis plusieurs années. Chaque hiver, bronchite, emphysème. Est allé pour son poumon plusieurs fois dans le Midi pendant l'hiver, et dans les stations thermales l'été.

On constate à l'examen une hypertrophie de l'extrémité antérieure des cornets inférieurs. En la soulevant, on aperçoit le long du cornet une énorme tumeur framboisée qui s'étend en arrière et vient faire saillie dans les choanes. Les deux côtés sont pris, mais l'hypertrophie est plus forte à droite. La tumeur enlevée en une seule fois par petits fragments, remplit plus de la moitié d'un flacon à pièces anatomiques (haut de 5 cent., large de 3 cent.). Cette première opération dégarnit la moitié antérieure de la narine droite. Le malade subit une nouvelle série d'opérations quelque temps après. Après ces opérations le malade a subi une transformation surprenante, il ne tousse plus ; a passé l'hiver à Lyon, ce que depuis longtemps il n'avait pu faire.

OBSERVATION XI

Hypertrophie du Cornet inférieur gauche.

Sœur Ther., 40 ans, née à L. . Fièvre typhoïde à 11 ans.

Névropathe. Depuis l'âge de 14 ans, rhumes de cerveau fréquents. Respire la bouche ouverte. Ronfle la nuit. Opérée en
Angleterre 4 ou 5 fois. Raconte qu'elle a souffert beaucoup et
qu'elle a perdu beaucoup de sang. La dernière fois qu'elle a été
opérée, elle avait été endormie au chloroforme. Depuis deux ans,
tous les mois, migraines et vomissements.

A l'examen on constate une tumeur bosselée, d'aspect papil-
lomateux dans la narine gauche. Par la rhinoscopie postérieure,
on constate une saillie analogue en arrière. La tumeur est volumineuse, comble complètement la fosse nasale.

Opérée le 23 septembre 1888. Fragments volumineux sur la
face inférieure du cornet gauche sur toute la longueur. Le 10
octobre, respire bien, mouche mieux. Un peu de suppuration et
d'odeur. Nouvelle opération qui débouche complètement la
narine. Actuellement guérie.

OBSERVATION XII

Hypertrophie du Cornet inférieur gauche.

M.X..., 30 ans, névropathe, vient consulter parce qu'il se croit
atteint de la maladie de l'empereur d'Allemagne. Il n'a rien au
larynx. L'examen du nez montre une tumeur du côté gauche sur
le cornet inférieur. Coryza fréquent par les temps humides.

Ablation. N'a pas été revu.

OBSERVATION XIII

Hypertrophie des Cornets inférieurs.

M. X..., 34 ans. Coryza depuis l'enfance, beaucoup plus fréquent depuis cinq ans. Catarrhe pulmonaire chronique l'hiver.
Crache beaucoup. Est très oppressé. En été beaucoup moins de
malaises. Ablation à l'anse dans la narine droite et gauche de 4 à
5 tumeurs bosselées, framboisées, volumineuses. La tumeur la
plus postérieure est un peu plus lisse.

OBSERVATION XIV

Hypertrophie des Cornets inférieurs.

M. Pr., notaire. Enchifrènement permanent. Tumeur enlevée du côté gauche, seulement cautérisée du côté droit. Le malade n'a pas été revu. La pièce n'a pu être coupée par suite d'un accident survenu au flacon.

OBSERVATION XV

Hypertrophie des Cornets inférieurs.

M. X... Phénomène de coryza chronique. Pas d'autre symptôme. Dégénérescence papillomateuse des deux cornets inférieurs occupant tout le méat inférieur. Ablation.

OBSERVATION XVI

Hypertrophie des Cornets inférieurs.

M. X..., employé de commerce. Est traité depuis longtemps pour une maladie de la gorge. Se fatigue beaucoup à parler. ce qui le gêne beaucoup pour l'exercice de sa profession. Impossibilité de respirer par le nez. Ablation. Guérison.

OBSERVATION XVII

Hypertrophie des Cornets inférieurs.

M. X..., 17 ans. Difficulté de respirer par le nez depuis 8 ans. Surdité du côté gauche depuis longtemps. A l'examen, masses s'étendant tort loin jusque dans les arrières fosses nasales Le 17 septembre 1888, première opération ; le 25. seconde opération. Le malade respire bien et entend mieux.

OBSERVATION XVIII

Hypertrophie des Cornets inférieurs.

Abbé Guy..., 27 ans. L'observation ne note que le siège de
la tumeur et l'ablation à l'anse galvanique. Pièce anatomique

OBSERVATION XIX

Pièce anatomique. Sans d'autres renseignements, que le siège
de l'hypertrophie (cornet inférieur).

OBSERVATION XX

Pièce anatomique. Pas de renseignement. Hypertrophie du
cornet inférieur.

OBSERVATION XXI

Hypertrophie de l'extrémité postérieure du Cornet inférieur.

Asthme nocturne. Coryza. Anosmie. A l'examen, polypes du
cornet moyen droit et hypertrophie du cornet inférieur, extrémité postérieure. Enlevé en quatre séances, du 27 février 1888
au 15 mars 1888. En avril, guérison complète. Actuellement pas
de récidive. Sécrétion normale. Odorat redevenu normal.

OBSERVATION XXII

*Observation sans pièce anatomique. Hypertrophie érectile des
Cornets inférieurs* (forme érectile pure disparaissant par la
cocaïne). Début par coryza il y a un an. Ce coryza a un caractère
paroxystique, dure toute l'année, se propageant rarement aux
bronches. Se montre par accès de cinq minutes à un quart d'heure,

pendant lequel l'écoulement est considérable. Alternance entre les deux côtés. La malade ne peut rester couchée. Elle a de l'asthme nocturne. Est obligée de se lever pour aller respirer à la fenêtre. A l'examen le cornet apparaît gonflé, lisse, rouge, ressemble à un ballon de caoutchouc insufflé. Cautérisation linéaire. Guérison.

OBSERVATION XXIII

Observation sans pièce anatomique. Hypertrophie érectile des Cornets inférieurs (forme érectile pure disparaissant par la cocaïne). Mme X..., 40 ans, névropathe. Ne peut respirer ni fleurs, ni poudre de riz. Est obligée d'en cesser l'usage Epistaxis fréquentes. Phénomènes vaso-moteurs du côté de la face. Coryza liquide abondant. Ecoulement d'un liquide aqueux. Eternûments. La malade crache un peu de sang qui semble venir du pharynx. Conjonctivite gauche.

Hypertrophie lisse, érectile à droite.

Hypertrophie mamelonnée, non érectile à gauche.

Après l'opération, tous les troubles ont cessé.

Cornets moyens

OBSERVATION XXIV

Hypertrophie des Cornets moyens.

Abbé Sav., Hôtel-Dieu. Chaque fois qu'il se met à table, il prend une quinte de toux suivie bientôt d'un vomissement. Il vomit généralement son potage. Ne peut plus chanter aux enterrements. Voix absolument changée. Douleurs de gorge.

M. Garel, dont l'attention est éveillée par ces phénomènes qu'il a déjà observés, examine d'emblée le nez et y trouve la cause de ces malaises.

Grande tumeur rouge, pendante, à extrémité renflée en battant de cloche, largement pédiculisée, n'ayant pas l'aspect d'un polype muqueux. La respiration le met en mouvement. C'est probablement la titillation de ce polype sur la cloison qui produi-

sait des nausées et des vomissements. Opéré le 17 août 1887.
Du 17 au 24 août, pas un seul vomissement. Le 24, nausée
légère qui d'ailleurs ne s'est pas reproduite. La voix est redeve-
nue normale. Une récidive légère dans le courant de 1888,
nécessite une nouvelle ablation sur le cornet inférieur gauche.
Actuellement guérison complète.

OBSERVATION XXV

Hypertrophie totale des Cornets moyens.

Frère Pac., 35 ans. Début il y a 3 ans. Odorat conservé.
Epaississement considérable de la muqueuse de toute la longueur
du cornet moyen. Sur la muqueuse, hypertrophie croûtes
sèches. En touchant avec le stylet ces croûtes, on les sent qui
résistent en ébranlant le reste de la tumeur. Ablation en décembre 1887 de quatre fragments volumineux de chaque côté. Vu
l'année suivante, l'hypertrophie ne s'est pas reproduite mais il
reste du coryza sec formant des croûtes dans les deux narines.

OBSERVATION XXVI

Enorme tumeur du Méat moyen (hypertrophie des cornets).
Mme Mon., 70 ans. De chaque côté dans le méat moyen une
tumeur du volume d'une grosse noix obturant complètement le
méat, aspect rougeâtre, solide ; anosmie absolue. La malade
raconte qu'à 18 ans elle a eu des épistaxis fréquentes. A 20 ans,
elle avait souvent le nez bouché, ne pouvait dormir et avait des
conjonctivites fréquentes. Depuis elle a toujours eu du coryza et
des symptômes d'obstruction des fosses nasales. Ce n'est qu'en
1888 qu'elle montre son nez et qu'on voit l'hypertrophie. Le
coryza semble donc remonter à une période très éloignée (50 ans)
et peut-être aussi l'hypertrophie. L'ablation à l'anse a fait cesser
tous les symptômes. Le 26 janvier 1889 la malade est revue et
complètement guérie.

OBSERVATION XXVII

Hypertrophie du Cornet moyen droit.

M. M..., 30 ans. Coryza et bronchite asthmatique survenant sous l'influence de la poudre de lycopode. Toutes les fois qu'il respire cette poudre, il prend de l'asthme. Plusieurs fois en allant voir ses enfants en nourrice il prit un accès. On fut obligé de cesser l'emploi de cette poudre, Une fois chez un pharmacien de ses amis, il fut pris des mêmes accidents en respirant la même poudre. L'opération n'a pas fait cesser l'asthme. Le seul moyen que le malade a trouvé pour s'en débarrasser a été d'éloigner la cause, c'est-à-dire de ne plus respirer de poudre de lycopode.

Il avait des végétations polypoïdes bosselées du cornet moyen droit.

OBSERVATION XXVIII

Hypertrophie double du Cornet inférieur et du Cornet moyen des deux côtés. — L'hypertrophie du cornet moyen est lisse, celle du cornet inférieur est bosselée. M. D .., 14 ans. Coryza continuel. N'a jamais respiré comme il faut. Salit 5 à 6 mouchoirs par jour. Anosmie complète. Altération du goût. Ronflement la nuit. Gorge sèche. Tousse toute la nuit.

Ablations multiples depuis le 3 décembre 1887 jusqu'au 7 avril 1888. A partir du 14 mars, on remplace l'ablation par des cautérisations superficielles, la muqueuse étant encore un peu hypertrophiée.

Odorat revenu depuis la première opération. Les sécrétions sont redevenues normales ; il n'y a plus de gêne respiratoire.

OBSERVATION XXIX

Hypertrophie du Cornet moyen (type ordinaire).
Hypertrophie érectile des Cornets inférieurs.

Mme Tar., 56 ans. Début il y a deux ans par l'écoulement nasal très abondant. Eternûments fréquents. A l'examen, hypertrophie érectile des deux cornets inférieurs, dépressibles, disparaissant par la cocaïne, du volume d'un gros pouce, comblant complètement les fosses nasales. Sur les cornets moyens hypertrophie plus marquée du côté gauche, formant une saillie mobile. Cautérisation linéaire des deux cornets inférieurs que l'on ne peut évidemment enlever et ablation des cornets moyens dont l'hypertrophie est charnue. Le 21 décembre 1887, disparition des éternûments. Actuellement guérison complète.

OBSERVATION XXX

Hypertrophie des Cornets moyens.

Frère X. ., 32 ans, priseur Coryza fréquent, voix voilée, simple rougeur légère des cordes vocales. 26 janvier 1886, énorme hypertrophie du cornet moyen gauche. Au mois de février, même opération à droite. En novembre, le nez est en parfait état, l'amélioration est considérable.

Revu en 1888, le malade est complètement guéri.

OBSERVATION XXXI

Hypertrophie du Cornet moyen droit.

M. Al. Pièce anatomique sans d'autres renseignements.

II° PARTIE ANATOMO-PATHOLOGIQUE

Nous avons cru devoir réunir, au début de ce chapitre, sous forme d'historique, les diverses opinions qui ont été émises sur la structure de la prétendue hypertrophie de la muqueuse du nez. C'est sous ce nom que l'on retrouve la maladie décrite partout. Nous espérons démontrer que c'est là une dénomination qui consacre une erreur : nous nous sommes cependant souvent servi de ce nom qui est assez commode en clinique. Nous devons nous confesser également d'avoir été obligé d'employer souvent le mot de tumeur, bien que les néoformations que nous étudions ne soient pas à proprement parler de vraies tumeurs.

Historique des diverses opinions qui ont été émises sur la structure et sur la nature de l'hypertrophie de la muqueuse des cornets.

Pour mettre de l'ordre dans cette énumération, nous croyons devoir adopter la marche suivante :

Nous énumérerons tout d'abord l'opinion des classiques, puis celle des ouvrages spéciaux sur les maladies du nez, enfin les travaux spéciaux, peu nombreux d'ailleurs sur le sujet :

1° Follin et Duplay (Tome 3 du traité élémentaire de

pathologie externe, 1874) consacrent une courte description à l'épaississement de la pituitaire. C'est là une dénomination très prudente qui ne présage rien de la nature de l'affection. Ils en décrivent les lésions en rapportant l'examen de Rendu fait dans le service de Richet en 1867. D'après cet auteur l'épithélium était formé de nombreuses couches de cellules, le chorion hypertrophié et le système glandulaire avait subi un développement exagéré. Les traités classiques qui ont suivi, ont presque tous calqué leur description sur celle de Duplay et leur anatomie pathologique sur le cas de Rendu. On en retrouve la relation avec une régularité remarquable dans : Kirmisson (Manuel de pathologie externe 1885, et Jamainet Terrier 1875).

Poulet et Bousquet cite l'opinion de Carl Michel d'après lequel la muqueuse est relachée, l'hypertrophie porte sur la face concave du cornet inférieur et du cornet moyen. Rien sur la structure exacte de l'hypertrophie de la muqueuse.

Kœnig (traité de pathologie chirurgicale spéciale, tome 1, 1888) ne dit rien de l'anatomie pathologique de la « forme hypertrophique du coryza chronique. »

Lefferts (encyclopédie internat. de chirurgie) décrit assez longuement la maladie. Les modifications histologiques de la muqueuse, consistent surtout dans le développement d'un tissu connectif nouveau et dans l'infiltration cellulaire des couches profondes. Les glandes mucipares sont distendues, les parois épaissies ; les vaisseaux sont dilatés et plus nombreux qu'à l'état normal.

Tillaux dans sa chirurgie clinique ne parle même pas de la maladie qui nous occupe.

2° Zukerkandl (Normal und pathol. anotom. der Nasen-hohle... Wien, 1882) divise les néoformations de la muqueuse nasale en cinq groupes :

1er groupe. — Hypertrophie simple de la muqueuse.

2e groupe. — Polypes (*a.* à pédicule étroit.
(*b.* à pédicule large.

3e groupe. — Les petites tumeurs verruqueuses ou les grandes tumeurs mamelonnées que l'on rencontre sur la paroi externe des fosses nasales et sur les lèvres de l'hiatus semi-lunaire.

4e groupe. — Les excroissances (*a.* des cornets.
polypeuses. . . (*b.* de la cloison.

5e groupe. — Les papillomes.

Ce sont les excroissances du 4e groupe qui correspondent à ce que nous décrivons ; elles sont d'après l'auteur excessivement fréquentes : il les aurait trouvées plus d'une fois sur 8 ou 9 cadavres. C'est sur l'extrémité postérieure du cornet inférieur qu'elles siègent le plus fréquemment Le cornet en ce point commence à perdre sa forme tranchante. Il devient conique, la surface paraît lisse ou rugueuse, à cause du développement des glandes. Puis le cornet semble s'allonger, la tumeur se développe et « alors par suite de l'hypertrophie des papilles, la tumeur prend l'aspect d'une framboise ». Parfois quelques papilles se développent davantage et forment une tumeur pédiculée qui apparaît dans le méat inférieur. Lorsqu'il y a beaucoup de papilles qui se développent il se produit une tumeur mûriforme très rare.

Evidemment il y a là une confusion entre l'hypertrophie papilliforme qui est très fréquente, et le papillome qui est très rare.

Les excroissances polypeuses seraient constituées par l'hypertrophie de la muqueuse et par une richesse particulière en vaisseaux veineux.

Michel de Cologne (traduit par A. Capart, 1879) donne à la fin de son ouvrage l'examen histologique de diverses tumeurs du nez, mais nous ne trouvons rien là qui ressemble à celles que nous étudions.

Scheck (1886); Lemnox-Bròwne (1887); Bresgen-Fasano; Scheff; Moldenhauer; parlent peu ou presque pas de l'anatomie pathologique de l'hypertrophie des cornets. Dans tous les cas ils n'ont pas d'opinion personnelle sur la structure des lésions qu'ils décrivent.

Bosworth (Transac. intern. médic. comp. London 1881) Seiler (Handboock of the diagn. etc. 1883) Thierfelder Bewerley, Morell-Mackensie, ont étudié plus sérieusement l'histologie de l'hypertrophie de la muqueuse nasale et professent à peu près tous la même opinion à ce sujet. Pour eux, les lésions sont constituées essentiellement par : l'augmentation de nombre des cellules de l'épithélium, la dégénérescence graisseuse de celles de ces cellules qui sont situées au voisinage des orifices glandulaires. (Seiler, Morell-Mackensie). L'épaississement du basement-membrane, l'infiltration de la muqueuse par un très grand nombre de cellules lymphatiques, (Seiler) assez nombreuses et serrées pour obscurcir les coupes; des bandes de tissu fibreux séparant les lacunes du tissu érectile plus large et à contours plus irréguliers qu'à l'état normal ; prolifération de l'endothélium de ces lacunes veineuses ; parfois transformation myxomateuse du tissu fibreux ; oblitération des conduits glandulaires par des cellules. Il y a une différence entre les tumeurs antérieures et les tumeurs postérieures. En avant les sinus veineux sont moins nombreux, moins larges, l'infiltration inflammatoire et le tissu conjonctif néoformé sont moins abondants. On ne remarque les grosses veines que seulement très près du périoste.

Sajous décrit une néoformation conjonctive dans le tissu sous-muqueux et la couche caverneuse. Les parois épaissies des veines ne leur permettent plus de s'affaisser. Tous les éléments normaux de la muqueuse sont augmentés en proportion.

Pour Voltolini le tissu caverneux seul, comme pour Seiler, jouerait un rôle dans l'hypertrophie. Les glandes ne jouent aucun rôle.

Garrigou-Desarênes, qui résume très brièvement la plupart des opinions précédentes, déclare que l'entente est loin d'être faite entre les histologistes.

Ces divergences n'ont rien d'étonnant si l'on se reporte aux figures par trop schématiques que donnent les ouvrages spéciaux. (Sajous, Seiler.) La plupart des examens histologiques faits par ces auteurs, ont dû être faits, à en juger par les descriptions, à l'aide de techniques histologiques bien élémentaires. Aussi tous les travaux précédents ont-ils assez peu de valeur.

Les études anatomo-pathologiques publiées ces derniers temps dans les journaux, dans les revues, français, anglais, allemands, italiens et espagnols sont assez peu nombreux. Nous n'avons trouvé qu'en France des travaux histologiques véritablement importants. Nous allons les rapporter en détail.

Terrillon (1), dans deux belles leçons sur l'hyper-

____

(1) *Progrès médical* (25 mai 1885).

trophie de la muqueuse du cornet inférieur, rapporte l'examen histologique de deux cas ; la structure fut trouvée différente dans les deux cas. Dans le premier cas « pas de tissu caverneux, mais une multitude de « cellules embryonnaires dans l'épaisseur du derme. Il se « passait là un travail de prolifération et d'inflammation « chronique semblable à celui qui se montre dans toutes « les hypertrophies. Les glandes étaient plutôt atrophiées. « étouffées par la formation du tissu embryonnaire. » Dans le deuxième cas, l'examen pratiqué par M. Suchard du laboratoire de M. Ranvier, au Collège de France, donna les résultats suivants : Raréfaction du tissu osseux avec augmentation du tissu spongieux et des éléments médullaires qu'il contient. Le tissu muqueux est très épaissi, gorgé d'éléments embryonnaires et présentant tous les attributs d'un tissu cellulaire, atteint d'inflammation chronique. Pas de trace de tissu érectile ; on ne trouve là qu'un tissu enflammé sans trace de dilatation capillaire. L'auteur pense que l'hypertrophie postérieure doit être plus souvent érectile que celle des autres points.

M. Chatellier, ancien interne des hôpitaux de Paris, a très bien étudié l'anatomie pathologique de la muqueuse des cornets et y a consacré une série de publications que nous allons rapidement résumer.

Dans les Annales des maladies de l'oreille de 1885, il publie une note sur deux tumeurs mûriformes de l'extrémité postérieure des cornets inférieurs. A la surface de la pièce, il décrit des élevures en forme de papilles linguales, fongiformes et formées de tissu adénoïde diffus et de follicules clos ; dans ces papilles se ramifient trois ou quatre vaisseaux rayonnants. Rien du côté de l'épithélium qui indique un processus inflammatoire ; au-dessous de l'épithélium, membrane épaisse, amorphe, sorte de basement-membrane probablement analogue à la substance interstitielle du tissu réticulé. Les follicules clos et le tissu réticulé diminuent de quantité à mesure qu'on avance des parties superficielles dans les parties profondes des préparations. Dans ces derniers points, le tissu muqueux qui constitue la tumeur est absolument analogue au tissu du polype muqueux. En de nombreux points de la préparation, la substance interstitielle prend nettement l'aspect fibrillaire. Dans les parties profondes seulement, ces fibrilles présentent les caractères du tissu conjonctif ; partout ailleurs l'aspect fibrillaire doit être rapporté à un état particulier de la substance intercellulaire. « En résumé, ces deux tumeurs étaient formées de « tissu adénoïde et de tissu muqueux. . . . . « Le processus pathologique qui leur a donné naissance « nous paraît être une dégénérescence myxomateuse de « la muqueuse des cornets, dégénérescence qui a porté « sur les points où la muqueuse renferme du tissu « adénoïde.

Dans une seconde publication (Ann. malad. oreille et larynx) « sur un cas d'hypertrophie de la muqueuse nasale » Chatellier décrit là encore des éminences papilliformes formées de tissu adénoïde et de follicules clos. Dans les parties profondes, il existe également du tissu muqueux comme dans les premiers cas. La dégénérescence myxomateuse est très développée ; la matière amorphe intercellulaire est très abondante ; par places elle forme un véritable épanchement en foyers arrondis, au milieu desquels se voient deux ou trois corpuscules.

modifiés du tissu muqueux. En somme on a affaire à un processus de dégénérescence myxomateuse portant sur un tissu adénoïde préexistant Dans la profondeur, le tissu n'est plus constitué que par une matière fondamentale très abondante au milieu de laquelle sont disséminés de petits éléments cellulaires étoilés et munis de prolongements ramifiés qui s'anastomosent avec les prolongements des cellules voisines. C'est un tissu comparable à celui du cordon ombilical. En somme, c'est de la dégénérescence muqueuse diffuse.

Le 21 janvier 1888, à la Société de Biologie, Chatellier revient sur la question et fait une communication sur la structure de l'hypertrophie nasale. Il insiste surtout sur la structure et la nature des fibrilles qui sont situées dans l'intervalle du tissu conjonctif. Il .eu décrit les réactions principales et arrive à prouver. par une réaction compliquée, dite réaction de Weigert, que cette substance n'est pas de la fibrine. Il avoue son ignorance au sujet de la nature chimique, exacte de cette matière fibrillaire.

Enfin, en juin 1887, le même auteur fait paraître dans les *Annales des maladies de l'oreille* une nouvelle étude sur la structure histologique du basement-membrane de la muqueuse nasale hypertrophiée.

Il décrit dans cette basale épaissie des canalicules étroits de 15 à $25^{m}/^{m}$ de long et de 3 à $5^{m}/^{m}$ de diamètre la la traversant perpendiculairement à sa surface. Ces canalicules s'ouvrent par une extrémité évasée en entonnoir sous l'épithélium et par l'antre élargie ou bif irquée dans une série de canaux creusés, sous la basale, et formant un réseau qui communique avec les lymphatiques dilatés, très abondants dans la muqueuse hypertrophiée. Ces canalicules n'ont pas de paroi propre; ils sont creusés à même dans la substance amorphe de la basale. Pour lui ces canalicules doivent exister dans la muqueuse saine bien qu'il ne les y ait jamais trouvés. Ils sont plus visibles dans la muqueuse enflammée parce qu'ils subissent, comme le système lymphatique qu'ils continuent une distension, une dilatation exagérée, sous l'influence des liquides qui les gorgent.

Pour Chatellier la muqueuse de la portion respiratoire du nez est donc une membrane perforée. Il n'est pas rare d'y trouver des cellules lymphatiques engagées dans les canalicules perforants; on en trouve aussi entre les cellules de l'épithélium et à la surface de ce dernier. Ainsi se trouve expliquée la présence dans le mucus nasal de ces leucocytes qui sortent du courant sanguin et tombent dans le monde extérieur.

L'auteur s'étonne que la migration connue des cellules lymphatiques n'ait pas amené les auteurs à la découverte de ces pertuis. Pour lui, ce doit être là un fait général et l'existence des canalicules perforants doit être commune à toutes les muqueuses qui sont munies d'une basale et à la surface desquelles peuvent filtrer des leucocytes.

Jamais l'auteur n'a observé les canalicules des cellules épithéliales décrits par M. le Professeur Renaut.

Il édifie sur l'existence de ces canalicules toute une théorie pathogénique du coryza et pense que l'exsudation rapide de liquides en grande quantité, comme elle se produit dans certaines formes de coryza, ne peut s'expliquer que par l'existence de canalicules perforants.

L'exsudation à travers ces canaux serait même, d'après lui, constante, et aurait pour but de suppléer à la secrétion intermittente des glandes de la muqueuse nasale.

Exposé de nos recherches histologiques

Comme il est facile de s'en rendre compte par la lecture de ce qui précède, les opinions diverses émises sur la nature des lésions qui caractérisent l'hypertrophie de la muqueuse des cornets, ont beaucoup varié avec les différents auteurs qui se sont occupés de cette maladie. C'est ainsi que, pour la plupart, il existe une hypertrophie vraie de la muqueuse des fosses nasales. Certains auteurs attribuent le rôle principal dans le processus pathologique aux glandes, au tissu conjonctif, aux vaisseaux. Tous ces travaux d'anatomie pathologique semblent avoir un caractère général : les examens histologiques qui ont donné lieu à la description des lésions n'ont jamais porté que sur un nombre très restreint de cas. De plus, les méthodes d'examen semblent pour beaucoup d'entre eux avoir été assez rudimentaires. C'est M. Chatellier qui a de beaucoup le mieux décrit les lésions qui constituent la caractéristique de la maladie. C'est lui qui, le premier, s'est servi des réactifs délicats qui, seuls, permettent de juger une question difficile d'histologie pathologique. Nos recherches sur plus d'un point ne font que corroborer ce que l'histologiste parisien a décrit.

C'est ainsi que, comme lui, il nous semble que le tissu fondamental des néoformations de la muqueuse hypertrophiée est très analogue à celui des polypes muqueux, fait qu'aucun auteur avant lui n'avait signalé. Mais, comme nous le verrons, nous différons, sur beaucoup de points, d'opinion avec M. Chatellier, et entre autres sur la structure de la basale de la muqueuse. Il a vu du tissu réticulé dans les formations papilliformes de la surface des tumeurs examinées ; nous n'en avons jamais trouvé. De plus, il a, à notre avis, complètement laissé de côté les formations vasculaires qui, pour nous, jouent le principal rôle dans l'édification des néoplasies que nous décrivons. Comme tous les auteurs qui l'ont précédé, M. Chatellier a fait porter ses descriptions sur un trop petit nombre de cas. Nous avons eu, au contraire, la bonne fortune d'avoir à notre disposition un très grand nombre de pièces anatomiques à examiner. C'est surtout là une condition essentielle pour arriver à une notion certaine de la nature exacte d'une affection. C'est peut-être grâce à cette circonstance que nous pourrons donner sur cette maladie quelques idées un peu plus nouvelles et jusqu'à ce jour inaperçues. En tous cas, comme nos recherches ont porté sur un beaucoup plus grand nombre de cas, nous encourons moins que nos prédécesseurs le reproche d'avoir trop vite généralisé, et par suite nous avons le droit de donner en toute conscience le résultat de nos examens.

Nous allons exposer, maintenant, le résultat de nos travaux. Dans cette description, nous suivrons la marche suivante : Nous dirons d'abord quelquesmots de la structure de la portion de la muqueuse nasale qui recouvre les cornets, telle qu'elle a déjà été décrite et telle que nous l'ont montrée des préparations faites sur des muqueuses saines.

M. le professeur Renaut a bien voulu mettre à notre disposition le fascicule manuscrit de son ouvrage d'histologie en cours de publication où cette question est traitée. Mais la description de notre maître traite de la structure de la muqueuse nasale au point de vue de l'histologie générale et non au point de vue spécial de la structure chez l'homme. Nous avions également pour nous guider plusieurs thèses parues dans ces dernières années sur l'histologie de la muqueuse des fosses nasales. Mais, il nous a semblé difficile de séparer de notre description anatomo-pathologique les points particuliers que nous a révélés sur l'anatomie normale l'examen de certaines de nos pièces anatomiques.

Nous ferons donc au début de notre exposition un court résumé général de l'histologie normale de la muqueuse, telle que nous avons pu la comprendre dans les différents traités d'anatomie et d'après, surtout, la description de M. le professeur Renaut. Nous donnerons ensuite, après avoir exposé nos méthodes de recherches, le résultat de l'examen de nos préparations, soit au point de vue de la structure normale, soit plus particulièrement au point de vue des altérations qui constituent la prétendue hypertrophie de la muqueuse des cornets.

Nous comparerons ensuite rapidement ce que nous a donné l'examen de nos cas avec ceux des auteurs qui nous ont précédé et nous nous efforcerons d'en tirer des conclusions les plus exactes possible sur la nature vraie des lésions que nous avons examinées.

STRUCTURE NORMALE DE LA MUQUEUSE DE LA PORTION
RESPIRATOIRE DES FOSSES NASALES ET EN PARTICULIER DE
CELLE QUI RECOUVRE LES CORNETS.

La muqueuse nasale qui recouvre les cornets présente
dans ses caractères généraux la structure de la muqueuse
de la portion respiratoire des fosses nasales, c'est-à-dire
que c'est une muqueuse du type dermo-papillaire tapissée
d'un épithélium cylindrique stratifié à cils vibratiles. Elle
présente à étudier :

1° Un épithélium ;

2° Une basale ;

3° Un derme muqueux dans lequel nous aurons à décrire *A* des glandes, *B* des vaisseaux.

Epithélium. — L'épithélium n'est cylindrique à cils
vibratiles que dans les tiers moyens et postérieurs des
cornets. En avant il existe une région où l'épithelium a
le type malpighien. Ce fait a été signalé, d'après ce que
nous croyons, pour la première fois par Rémy dans sa
thèse d'agrégation.

Il a également été étudié par M. le professeur Renaut,
dans son ouvrage, sur la partie inférieure de la cloison
du rat. Dans plusieurs de nos coupes, nous avons étudié
et décrit le passage de l'un à l'autre des épithéliums.
Nous n'insisterons donc pas davantage sur les points
de passage.

L'épithélium cylindrique est formé de deux couches
de cellules, l'une profonde, basse, comprenant les cellules de la couche génératrice ; l'autre superficielle, plus
élevée, formée de cellules cylindriques, ciliées, et de

cellules caliciformes. Ces cellules sont unies par un ci
ment mou, presque liquide, soluble facilement dans
l'alcool au tiers, laissé incolore par les imprégnations
d'argent. Ce fait a été bien mis en lumière par M. le
professeur Renaut, qui a montré les conséquences de
cette disposition. D'après lui, en effet, « le ciment peut
« servir de voie aux éléments migrateurs qui sortent
« des vaisseaux et abordent incessament la ligne épithé-
« liale pour l'infiltrer, la traverser et tomber dans le
« monde extérieur sous forme de corpuscules de mu-
« cus. »

La vitrée, est une membrane mince, homogène, située sous l'épithélium ; nous aurons à discuter plus longuement la structure lors de notre description anatomo-
pathologique.

Le derme muqueux est formé de faisceaux conjonctifs
entrecroisés en différents sens, de quelques fibres élastiques et de cellules fixes. Il ressemble au derme de la
peau. Ces faisceaux conjonctifs forment une nappe étendue de la vitrée au périoste, au niveau duquel les faisceaux deviennent plus épais, plus solides.

A une certaine distance de la vitrée, tantôt séparée
d'elle par une certaine couche de derme, tantôt sur certaines de nos coupes de muqueuse normale, semblant
située immédiatement au-dessous de cette vitrée, existe
une couche de glandes qui sont regardées par la plupart
des auteurs comme des glandes en grappes munies de
croissants de Giannuzzi.

M. Renaut les regarde comme appartenant au type
muqueux et ressemblant aux glandes labiales. Leur sécrétion d'après lui pourrait être appelée, comme celle des

glandes situées plus profondément dans l'arbre trachéo-
bronchique à modifier par une sorte de digestion les par-
ticules étrangères qui viennent se fixer sur la muqueuse
respiratoire.

Dans les parties profondes du derme, se trouvent des
vaisseaux bien décrits par M. Arviset (thèse de Lyon
1887, *contribution à l'étude du tissu érectile des fosses
nasales*). Nous emprunterons à cette thèse la description
de ce tissu vasculaire dans le cornet moyen et le cornet
inférieur. D'après cet auteur, sur une coupe transversale
du cornet moyen on voit que, dans l'épaisseur du tissu
spongieux de l'os, existent des lacunes assez grandes et
au nombre de trois à la partie moyenne. Elles sont
chacune occupées par une artériole assez volumineuse
pour être visible à l'œil nu, entourée d'un anneau de
4 ou 5 veinules plus petites que les artérioles; le tout
plongé dans un tissu conjonctif réticulé d'aspect presque muqueux.

Sur le bord libre du cornet, le chorion entre l'os et la
surface de la muqueuse contient très peu ou pas de
glandes. La plus grande épaisseur de ce chorion, est
occupée par des espaces dilatés, à lumière très irrégulière, d'aspect anfractueux, ayant une apparence érectile des plus nettes. Ce tissu érectile se distingue du tissu
caverneux du pénis par l'épaisseur beaucoup moins
grande de sa couche de fibres lisses. Les espaces dilatés
sont d'autant plus larges, qu'on les considère plus près
de la couche profonde de la muqueuse. Ils deviennent
au contraire plus petits quand on se rapproche de la
surface. Au niveau du cornet inférieur, le tissu érectile
très abondant est absolument semblable comme aspect

et comme distribution à celui du cornet moyen. Ce tissu érectile communique également avec les vaisseaux très développés qui se trouvent dans le tissu spongieux de l'os.

Telle est la structure admise par les auteurs pour la muqueuse qui recouvre les cornets. Cet exposé était nécessaire avant la description de nos préparations. On nous pardonnera si dans ce qui va suivre nous sommes exposé parfois à des redites. Sur nos coupes, en effet, en vertu de certaines dispositions spéciales, la structure normale est beaucoup plus nette que dans les préparations de la muqueuse saine ; et, il était évidemment bien difficile pour nous de séparer dans notre description les parties pathologiques et les parties normales.

Technique. — Voici la méthode que nous avons suivie pour faire nos préparations. Une grande partie de nos pièces ont été coupées après avoir été simplement durcies par l'alcool ; les autres après durcissement dans la gomme, après action de l'acide picrique puis, dans l'alcool. Les méthodes de coloration que nous avons employées sont les suivantes : Le plus souvent nous avons employé le carmin aluné, l'éosine hématoxilique, l'acide picrique, le picro-carmin. C'est surtout au carmin aluné que nous avons eu recours. Quelques-unes de ces coupes simplement colorées par ce réactif, déshydratées dans l'alcool, éclaircies dans l'essence de girofle, et montées dans la résine de Dammar. Dans un grand nombre de cas nous nous sommes servi de l'éosine pour colorer le fond, le protoplasma (le carmin aluné colore surtout les noyaux); dans ce cas il suffisait d'éclaircir la préparation avec l'essence de girofle légèrement éosinée,

Les préparations au picro-carmin ne nous ont donné que d'assez mauvais résultats.

Enfin dans certaines de nos préparations, colorées au carmin aluné nous avons, après coloration et déshydratation à l'alcool, porté les coupes dans l'alcool tenant en dissolution de l'acide picrique. Par cette méthode nous avons obtenu des préparations admirables dans lesquelles les noyaux apparaissent en violet sur un fond jaune. Cette réaction rend parfaitement nette les contours cellulaires. Nous la devons à notre ami Charles Audry.

DES LÉSIONS HISTOLOGIQUES QUI CONSTITUENT L'HYPERTROPHIE DE LA MUQUEUSE DES CORNETS

Les lésions de la muqueuse nasale décrites jusqu'à présent sous le nom d'hypertrophie de cette muqueuse aboutissent à un épaississement de la membrane, à un mamelonnement de cette dernière qui arrive à présenter à sa surface des festons souvent très développés, papilliformes.

Ces lésions sont d'ailleurs diffusées sur une large étendue et c'est là une première différence, fondamentale d'ailleurs, nous le verrons plus tard, de l'affection qui nous occupe avec les polypes muqueux vulgaires qui sont, eux, de véritables tumeurs individualisées.

Nous examinerons successivement la dégénérescence de la muqueuse sur le cornet inférieur et sur le cornet moyen; cette étude faite, nous comparerons les lésions de la muqueuse des deux cornets les unes avec les autres et nous essaierons d'établir la signification générale du processus par rapport à la muqueuse nasale de la région telle qu'elle a été décrite à l'état sain, au chapitre précédent.

§ 1. — *Dégénérescence de la muqueuse nasale au niveau du cornet inférieur.* — Lorsqu'on pratique des coupes perpendiculairement à la surface de la muqueuse, au niveau des points lésés, on reconnaît que la surface de planiforme qu'elle était, ou légèrement mamelonnée, est devenue le siège de vallonnements multiformes plus ou moins nombreux. Sur certains points, on a affaire à des bourgeons plats, séparés par des incisures peu profondes.

Dans d'autres cas, l'aspect papilliforme est beaucoup plus marqué et rappelle le festonnement compliqué des plis de l'arbre de vie de l'écorce du cervelet.

De plus, les coupes peuvent être ramenées à deux catégories extrêmes entre lesquelles il y a un grand nombre d'intermédiaires ; parmi ces coupes les unes sont claires, à surface généralement irrégulière, papilliforme, mamelonnée ; les autres sont plus colorées, à surface unie et présentent un piqueté jaunâtre résultant de sections dans une multitude de sens de nombreux vaisseaux sanguins, injectés naturellement, et qui occupent les parties profondes de la muqueuse altérée.

La surface plus ou moins mamelonnée et la quantité plus ou moins grande de vaisseaux constituent la caractéristique des formes intermédiaires. Si nous nous souvenons des caractères cliniques, nous voyons en effet que si les tumeurs de l'extrémité postérieure du cornet inférieur sont le plus souvent mûriformes, celles de l'extrémité antérieure sont plus souvent unies ou beaucoup moins accidentées. Nous espérons d'ailleurs montrer qu'au point de vue histologique la différence entre ces deux formes est plus apparente que réelle.

Qu'il s'agisse de néoformations à mamelons courts, ou de productions à mamelons larges, papilliformes et compliqués, la structure histologique demeure fondamentalement la même.

A la surface de la muqueuse on retrouve le revêtement épithélial caractéristique de la portion respiratoire des fosses nasales. En avant des cornets, il s'agit d'épithélium malpighien auquel fait place plus loin l'épithélium à cils vibratiles bien connu. Entre les deux formes d'épithélium, il existe des points de passage au niveau desquels, sur nos coupes, le corps de Malpighi, au lieu de se terminer par des couches épidermiques, présente à sa surface des rangées de cellules cylindriques à cils vibratiles avec des cellules caliciformes intercalaires. Plus loin, l'épithélium stratifié ne présente que deux assises, l'une profonde répondant à la couche génératrice, et l'autre superficielle répondant à l'épithélium cylindrique, muni de cils vibratiles et de cellules à mucus, Ces cellules cylindriques se terminent par un pied effilé qui s'engage dans la couche génératrice et qui sur certains points se continue avec un prolongement également effilé d'une cellule génératrice située au-dessous de lui; Parfois ce pied s'arque et communique avec plusieurs prolongements protoplasmiques nés des cellules de l'assise profonde.

De distance en distance on distingue entre les cellules cylindriques entièrement développées, des bourgeons venus des cellules profondes et reproduisant l'aspect

bien connu des cellules en ombelles de l'épithélium cor-
néen. Sur le plein des festons, là où ils font saillie, et
sont soumis aux contacts extérieurs, l'épithélium est
assez souvent mince, formé d'éléments embryonnaires,
recouvert d'une couche de mucus jaune, simulant des
couches épidermiques. Sur certains points, cet aspect
épithélial régulier a complètement disparu. La ligne de
revêtement se réduit à la couche génératrice infiltrée
par les cellules migratrices, rendue ainsi irrégulière, et
même parfois pénétrée dans ses parties profondes par
des bourgeonnements vasculaires. Ce sont là des points
probablement ulcérés pendant la vie. La pénétration des
vaisseaux dans la formation épithéliale n'est pas d'ailleurs ici un phénomène aussi extraordinaire et aussi
anormal qu'on pourrait le croire de prime abord.

On sait que Bovier-Lapierre, le regretté préparateur
de physiologie à la Faculté des sciences, a démontré que
normalement l'épithélium de la pituitaire est abordé,
pénétré par les vaisseaux et devient ce que M. le professeur Renaut appelle un para-épithélium, au niveau des
régions olfactives de certains animaux. Sur un petit
nombre de points, l'épithélium conserve absolument le
caractère de l'épithélium normal ; c'est-à-dire qu'il se
réduit à deux assises : couche génératrice et couche
cylindrique étroitement superposées. La plus intérieure
de ces couches présente l'infiltration lymphatique
légère à laquelle M. le professeur Renaut a donné le nom
de formation des thèques intraépithéliales. Sur d'autres
points et particulièrement dans le rentrant des plis de
la surface, l'épithélium cylindrique présente une hauteur tout à fait anormale. Les cellules cylindriques sont

très allongées, terminées par un pédicule long. Les cellules génératrices sont également allongées suivant l'axe de leur poussée et se terminent par un filament grêle qui les relie à une cellule cylindrique ou par un bourgeon renflé en tête ou en ombelle, dont le plein renferme un noyau. Enfin sur quelques points on trouve des chaînes de prolifération cellulaire le long desquelles se succèdent trois noyaux et même davantage. L'infiltration lymphatique est dans ces conditions beaucoup plus abondante. Une série de cellules migratrices en voie d'issue au dehors, filent dans les lignes de ciment liquide et mou particulières à la formation de l'épithélium cylindrique stratifié d'origine ectodermique. On les reconnaît à leur noyau petit, bosselé et contourné en boudin, fixant énergiquement les matières colorantes. Enfin on les retrouve sur nombre de points dans le mucus de la surface.

L'absence ou la rareté des cellules épithéliales ayant subi la fenêtration analogue à celle décrite par M. le professeur Renaut au niveau de l'appendice iléo-cœcal du lapin s'explique par la mollesse des ciments interépithéliaux qui offrent une voie facile à la migration des cellules lymphatiques et ne les force pas à découper à l'emporte-pièce le corps même des cellules épithéliales. Les cellules fenêtrées n'existent pas dans nos préparations, ce qui confirme l'assertion de Chatellier. Mais, M. le professeur Renaut les a vues nettement dans les préparations de Bovier-Lapierre.

Lorsque les plis qui séparent nettement les uns des autres les relèvements papilliformes de la surface de la muqueuse sont profonds, il arrive fréquemment qu'ils apparaissent coupés en travers donnant l'illusion de petites cavités kystiques. La raison d'être de cette disposition est la même qui avait fait prendre pendant longtemps les parties profondes de l'arbre de vie du col utérin pour des glandes en tubes. Au sein de ces culs-de-sac, le mucus de la surface reste sur place, sous forme d'une masse granuleuse, parsemée de cellules migratrices qui sont venues s'y collecter par diapédèse.

Telle est, sur toutes nos coupes, aussi bien celles du cornet moyen que celles du cornet inférieur, l'aspect de l'épithélium de la surface. La description que nous venons d'en faire s'applique donc à toutes nos préparations ; nous n'y reviendrons pas.

Dans l'état normal, l'épithélium repose sur une membrane vitrée d'une assez grande épaisseur. Cette vitrée mérite de nous arrêter un instant. Par ses parties profondes, elle fait corps avec le derme de la fibro-muqueuse. Ce derme, dans nos coupes de muqueuse normale, est infiltré d'un nombre assez considérable d'éléments cellulaires. Par ses parties profondes au-dessous des glandes, il présente les caractères du tissu fibreux du type adulte absolument caractérisé. Au-dessus des glandes et sous la vitrée, il possède de très nombreuses cellules fixes, occupant les intervalles des faisceaux fibreux, à la fois très grêles et très serrés, et un nombre beaucoup plus grand de cellules migratrices.

Toujours on trouve dans l'épaisseur de la vitrée quelques-unes de ces cellules migratices en marche vers l'épithélium, soit dans des points quelconques, soit le long de filaments nerveux amyéliniques qui traversent la vitrée pour gagner l'épithélium et probablement s'y ter-

miner; mais, en dehors de là on voit, surtout sur les
coupes légèrement obliques, une série de filaments brillants, réfringents, monter droit à travers la vitrée et se
terminer sur sa surface immédiatement au-dessous de la
ligne d'implantation des pieds des cellules épithéliales.
Ces filaments sont ce qui a été décrit par Chatellier sous
le nom de canalicules perforants. Mais il est aisé de
voir sur les préparations qui ont subi la double coloration
par le carmin aluné et l'éosine qu'il ne s'agit pas de
canaux, mais de fibres minces, réfringentes, qui, dans
tous les cas, ne sont pas des fibres élastiques puisqu'elles
ne présentent pas la coloration rouge pourpre par l'éosine. Le sens de cette formation apparaît d'ailleurs nettement si on considère la vitrée non plus sur la muqueuse
saine, mais sur celle qui a subi l'hypertrophie.

Dans une pareille muqueuse, en effet, la couche de
tissu fibreux normal, infiltrée de cellules migratrices, immédiatement sous-jacente à l'épithélium, a fait
place à un tissu connectif embryonnaire tel qu'on l'observe dans le début de la période télo-formative. Dans
ces conditions, tous les espaces interorganiques sous-
jacents à l'épithélium sont déployés, développés par une
sorte d'œdème résultant de la réplétion des espaces par
de la mucine. On reconnaît alors que la membrane vitrée,
là où elle est restée épaisse, apparaît gonflée, translucide et qu'elle est traversée par une foule de petites fibres
brillantes qui vont s'insérer à sa surface normalement à
cette dernière, par de petites extrémités légèrement éva-
sées, faisant corps avec la ligne brillante au-dessus de
laquelle, directement, les cellules génératrices viennent
prendre un appui. Les fibres s'arquent plus profondé-

ment et entrent dans la constitution de la trame conjonctive en se poursuivant avec les faisceaux connectifs embryonnaires et réfringents du tissu connectif jeune.

Les canalicules perforants de Chatellier ne sont donc autre chose que l'insertion à la membrane vitrée des éléments de la trame connective elle-même à l'état normal. Cette insertion se fait du reste par la pénicillation des faisceaux connectifs. C'est là un fait général et depuis longtemps mis hors de conteste par M. le professeur Renaut (1).

Au-dessous de la vitrée on trouve du tissu conjonctif translucide de la néoformation qui a vallonné la muqueuse et lui a donné son caractère hypertrophique. Ce tissu est, suivant les cas et suivant les points, plus ou moins infiltré de cellules embryonnaires. Il est constitué tout à fait à la façon du tissu connectif normal de la peau d'un embryon de mouton long de 25 à 30 $^{m}/_{m}$. Les cellules fixes du tissu suivent une direction en majeure partie parallèle à la poussée des vaisseaux sanguins qui

(1) On sait que les faisceaux conjonctifs ne se bifurquent point ni ne paraissent finir sauf au niveau des épithéliums. Si l'on fait une coupe de la muqueuse de l'œsophage, de l'helix pomatia, on voit au niveau de l'énorme vitrée qui supporte l'épithélium de revêtement les faisceaux conjonctifs se péniciller et se terminer en se fondant pour ainsi dire avec la substance homogène de la basale. Chez les embryons de vertébrés, tels que ceux des anoures, tout particulièremrnt au niveau de l'arc mandibulaire des têtards, la vitrée est épaisse aussi et parcourue par des filaments brillants absolument identiques à ceux décrits par Chatellier ou ceux existant sur nos coupes et qui se continuent avec la trame connective sous-jacente.

La signification morphologique de la formation qui nous occupe est donc bien claire et non contestable. (Note de M. le professeur Renaut).

occupent l'axe des relèvements et qui sont, nous pouvons le dire dès à présent, les agents actifs de la pseudo-papillation que l'on observe à la surface.

Parfois cependant, principalement à la surface du bourgeon, le tissu connectif embryonnaire présente dans son ordonnance fibrillaire une direction oblique ou transversale aux végétations vasculaires. Mais néanmoins la disposition que nous venons de décrire tout à l'heure subsiste dans sa généralité. C'est dans le sens de la marche des vaisseaux que s'ordonnent les longues cellules fixes du tissu connectif jeune, analogues à des fibres cellules, exactement comme dans l'aire de tissu connectif qui se développe sous l'influence prochaine des vaisseaux sanguins Partout les mailles du tissu connectif sont infiltrées de mucine fibrillaire. De distance en distance comme dans le tissu d'un cordon jeune, la mucine s'est développée à l'état de boule parcourue par un élégant réseau de fibrilles analogues à celles de la fibrine, mais en différant par ce qu'elles ne sont pas solubles dans l'acide acétique, qu'elles se colorent un peu par l'éosine. Sur certains points cette mucine a pris les caractères de la mucine granuleuse, ailleurs ce sont des réseaux de fibrilles élégantes et cette infiltration se poursuit partout plus ou moins abondante et plus ou moins fibrillaire ou granuleuse, parsemée d'une foule de cellules migratrices, distinctes ou agglomérées en colonies.

Bref ! Il n'y a aucune hésitation à l'égard de la signification du tissu connectif qui donne à la muqueuse son caractère hypertrophique et qui la rend mamelonnée. Ce tissu est du tissu muqueux jeune, exceptionnellement riche en mucine, à part cela tout à fait comparable à celui du derme embryonnaire. Nous ne sommes donc pas du tout d'accord avec Chatellier pour attribuer aux fibrilles qui cloisonnent partout dans nos coupes les espaces interorganiques des pièces traitées par les réactifs coagulants, la signification d'éléments sans analogue dans les autres tumeurs. Il ne s'agit ici que d'une phase d'évolution du tissu conjonctif modelé que reconnaîtraient de prime abord tous les histologistes quelque peu habitués à traiter des questions d'histogénèse et tous les embryologistes.

Nulle part dans nos préparations nous n'avons trouvé des traces du tissu réticulé et des follicules clos décrits par Chatellier. Ce n'est pas à dire que de semblables formations ne puissent en réalité exister dans les tumeurs qui nous occupent. C'est là bien probablement une pure question de siège. On sait en effet que la membrane muqueuse des fosses nasales est au voisinage de l'orifice postérieur de celles-ci le siège d'une infiltration adénoïde et parsemée de follicules clos. Nous voulons simplement spécifier ici que nous n'avons trouvé nulle part de tissu réticulé ni d'appareil lymphoïde organiforme dans les muqueuses altérées du cornet inférieur et du cornet moyen soumises à notre examen.

Les néoformations vasculaires doivent nous occuper maintenant. A l'état normal, les vaisseaux artériels et veineux sont plongés dans le tissu tendiniforme sous-jacent à la couche glandulaire de la muqueuse ; et l'on sait que les veines issues de ce système de vaisseaux tendent toutes à gagner les parties postérieures olfactives de la muqueuse pour ramener le sang veineux vers ces parties au voisinage desquelles elles forment une sorte de système caverneux.

Dans les coupes de muqueuse hypertrophiée. le développement et la communication des lacunes profondes
les unes avec les autres sont déjà effectués. Au sein
d'un tissu fibro-muqueux plus dense que celui de la surface, on voit ces veines coupées en long, obliquement
ou en travers, communiquant les unes avec les autres,
former un système de lacs veineux à parois bosselées,
isolés ou communiquants. Leurs bords festonnés, leur
disposition détaillée défie toute description (1). Ces sortes
de sinus sanguins sont entourés d'épais colliers, de bandes décurrentes de fibres musculaires lisses. Celles-ci
doublent immédiatement l'endo-veine, affectent par rapport à l'axe du vaisseau des directions diverses ; mais
cependant le plus souvent concentriques de façon à donner idée de rubans musculaires disposés par rapport
aux vaisseaux en écharpes ou en sautoir. C'est de ce
système veineux profond que part la végétation vasculaire qui produit le relèvement et la papillation de la
muqueuse. Sur nombre de points les plus superficielles
de ces veines ne présentent leur collier musculaire que
sur la paroi répondant à l'insertion de la muqueuse sur
le squelette. Du côté de la superficie le vaisseau se gonfle
et prend un contour régulier, sa paroi devient mince,
formée par un endo-veine lamelleux étroit, à contours
réguliers, à la face interne duquel s'étale un endothélium magnifique que double du tissu connectif avec des
cellules fixes périvasculaires disposées sur un ou deux
rangs de cellules plates endothélifoimes. On peut même
voir dans certaines de ces veines, sinus par ce que l'on
pourrait appeler leur base doublée d'une gouttière mus-

(1) Voir la fig. 1.

culaire, ouverte en haut, pousser droit vers la surface dans l'axe d'un relèvement papilliforme, un énorme boyau ascendant sur les parois duquel les fibres musculaires satellites montent longitudinalement et s'épuisent au fur et à mesure que le vaisseau monte. Ce vaisseau rejoint enfin de grands capillaires veineux arborisés, formés d'un endo-veine rudimentaire ou même réduits à une ligne. Ces capillaires se distribuent en éventail, s'anastomosent ou se terminent en bourgeons larges, munis de pointes d'accroissement (1) à la façon des vaisseaux sanguins en voie de développement dans le derme fœtal d'un embryon de mouton de 30 millimètres.

Ces veines ascendantes embryonnaires et énormes forment souvent, avant de s'arboriser en capillaires, des bourgeons papilliformes, un plan d'énormes boyaux coupés en long obliquement ou en travers, situés un peu plus superficiellement que les sinus veineux profonds. Des parois de ces énormes veines, surtout abondantes dans les mamelons larges et plats, et dont le diamètre peut atteindre celui des collatérales des doigts, partent souvent à angle droit et parfois à droite et à gauche du vaisseau des capillaires vrais (1) de dimension comparable à celle des capillaires végétants du derme embryonnaire. Ceux-ci s'élèvent dans les mamelons, montent droit, s'y subdivisent en bouquets et en ombelles, viennent butter contre la vitrée pour s'y recourber en anse ou s'y terminer en ampoule.

C'est sur le trajet de ces vaisseaux qu'on trouve des bandes, des lacs, des traînées de cellules embryonnaires. Ce sont eux qui sont le siège de la diapédèse incessante

______

(1) Voir les figures.

qui répand les cellules migratrices dans les mailles du tissu. C'est par rapport à ces vaisseaux que s'ordonne le tissu muqueux néoformé. Ils sont les agents actifs du festonnement de la muqueuse.

En résumé, et, au point de vue particulier des néoformations vasculaires, relevées dans la muqueuse altérée du cornet inférieur, on peut distinguer deux types nettement tranchés ; dans l'un d'eux les vaisseaux forment d'énormes boyaux veineux, intriqués dans une multitude de sens, rapprochés presque jusqu'au contact, à sections qui sous les plus faibles grossissements paraissent immenses. De ces vaisseaux s'élèvent des capillaires veineux ascendants, courts, larges, parallèles les uns aux autres, arborisés d'une façon massive et peu élégante. Le mamelonnement de la muqueuse reste alors rudimentaire, formé de bourgeons plats.

Dans un second type partent des sinus veineux profonds et musclés, de larges fusées élégantes dont les arborisations dessinent à la façon des rayons d'un éventail la charpente vasculaire d'une série de relèvements papilliformes plus ou moins compliqués.

On sait que dans l'état normal les glandes de la muqueuse olfactive forment une assise à peu près continue. intermédiaire à la partie superficielle du derme muqueux et à la partie profonde occupée par les sinus veineux. Ces glandes ont une constitution d'apparence acineuse ; mais elles semblent devoir être rapprochées plutôt des glandes de Brunner du duodénum que des glandes en grappes véritables munies de canaux excréteurs nettement différenciés. La formation glandulaire à laquelle on pourrait le mieux les comparer, c'est la glande gastrique de la cistude d'Europe telle qu'elle a été décrite dans le mémoire de MM. Renaut et Motta-Maïa (1).

Le canal émissaire de ces glandes s'ouvre à la surface de la muqueuse par une montée droite ou légèrement oblique. Il est tapissé de cellules claires, mucipares, identiques à celles des portions mucipares des acinis de la glande sous-maxillaire du chien. Ce même épithélium existe dans les parties profondes secrétantes de la glande. Il n'y a donc pas ici de canal excréteur différencié. A côté des coupes transversales figurant des sortes d'acinis mucipares on en trouve d'autres où l'épithélium est granuleux comme dans la parotide. Enfin certains ilots aciniformes de cellules mucipares présentent des croissants de cellules granuleuses absolument comparables aux croissants de Giannuzzi.

Il s'agit ici d'une glande mixte ; mais, pour en débrouiller la structure, il est avantageux de ne pas s'adresser aux préparations de la muqueuse normale et d'avoir recours à celles de la muqueuse altérée. A l'état normal, en effet, la glande se trouve rédupliquée ; au contraire, sur les néoformations du type papillaire, les végétations partant des régions profondes vers la périphérie déplacent la glande et la disposent dans le sens de sa hauteur comme l'est naturellement une glande de cistude. On voit alors qu'en réalité il s'agit d'une formation glandulaire consistant en un tube formant l'axe de la glande, revêtu partout d'un épithélium mucipare magnifique. Sur ce tube, pris comme axe et à la façon des barbes d'une plume, sont disposés des tubes glandulaires courts arborisés eux-mêmes et revêtus d'un épithé-

(1) Archives de Phys., 1878, et Société de biologie, 1876,

lium mucipare doublé de distance en distance par des croissants de Giannuzzi, soit revêtus exclusivement par de l'épithélium granuleux. Les glandes dissociées de cette façon, séparées les unes des autres par des intervalles presque équidistants, se montrent en petite quantité sur les coupes du cornet inférieur. Elles apparaîtront en plus grande quantité dans celles du cornet moyen. La raison de ce fait n'est pas qu'il existe deux néoformations glandulaires, mais bien que, dans le cornet moyen, la muqueuse est plus riche en glandes qu'en tissu connectif néoformé. Le peu de part que prennent les glandes au processus qui nous occupe est du reste indiqué par la nullité de leurs altérations. Le tissu glandulaire est infiltré d'une quantité considérable de cellules migratrices. Ceci indique qu'au sein du tissu néoformé les glandes déployées conservent toute leur activité secrétoire.

§ II. — *Dégénérescence de la Muqueuse au niveau des Cornets moyens.* — La description qui précède nous permettra d'être bref relativement aux altérations de la muqueuse des cornets moyens En effet, les lésions de la muqueuse de ces cornets sont fondamentalement les mêmes que celles que l'on rencontre dans l'hypertrophie des cornets inférieurs. La signification du processus est la même, nous n'avons donc à signaler ici que les particularités.

La première de toutes est l'abondance des glandes et nous en avons dit la raison : normalement les glandes sont plus nombreuses dans la muqueuse du cornet moyen que dans celle du cornet inférieur. Aussi, dans la muqueuse altérée sont-elles à la fois plus nombreuses et moins déployées que précédemment. Sur nombre de points, le cul-de-sac excréteur est notablement élargi.

Dans les parties antérieures du cornet, l'épithélium de la surface appartient encore au type malpighien. Là encore le passage entre les deux épithéliums est parfaitement net. De distance en distance on voit les canaux excréteurs des glandes présenter des dilatations comparables à celles des glandes ary-épiglottiques. Parfois, au niveau de ces dilatations, il s'est formé des sortes de pseudo-kystes par rétention. L'épithélium de revêtement a perdu sur ces points sa constitution normale ; il n'est plus mucipare, mais formé de cellules cylindriques, granuleuses. Sur la majorité des points l'épithélium du canal mucipare formant l'axe de la glande est demeuré normal. Quant aux culs-de-sac latéraux arborisés, branchés sur le canal, ils apparaissent pour la plupart revêtus d'un épithélium granuleux. Tout autour de la glande existe une énorme infiltration de cellules lymphatiques, indice de l'activité accrue et incessante de la fonction glandulaire. Enfin de distance en distance il existe une nouvelle lésion.

Les culs-de-sac des glandes sont plongés au sein d'une hémorrhagie, tandis que plus loin on trouve dans leur voisinage ou dans leurs intervalles d'énormes capillaires veineux dont la coupe transversale dépasse parfois le diamètre de l'îlot glandulaire entier. Il se fait donc ici fréquemment et en nombre de points des hémorrhagies dont les vaisseaux turgides et excessivement dilatés du système glandulaire, sont le point de départ. Ces hémorrhagies sont la conséquence de l'incessant mouvement de diapédèse dont les vaisseaux des glandes sont le terrain. Ces vaisseaux à parois embryonnaires, pour ainsi dire pelliculaires, laissent alors filtrer les globules rouges à la suite des globules blancs émigrés. On sait que le mouvement diapédétique dont les glandes, animées par les nerfs moteurs glandulaires, sont le théâtre dans la période d'activité est constamment accompagnée de l'issue d'un certain nombre de globules rouges. Ce qui arrive dans les glandes normales, vascularisées par des vaisseaux adultes et soutenues par du tissu connectif adulte lui aussi et par conséquent résistant, doit nécessairement se produire *a fortiori* dans les conditions que nous étudions.

D'ailleurs, une particularité existant dans les coupes des cornets moyens, c'est l'immense abondance des cellules migratrices dans les espaces interorganiques, le long des vaisseaux, dans des points isolés et formant des taches dans le tissu connectif embryonnaire. Et cela tout aussi bien au voisinage de la surface que dans la profondeur.

La caractéristique des lésions de la muqueuse au niveau du cornet moyen est donc la prépondérance de la diapédèse au sein du tissu connectif néoformé et la fragilité des vaisseaux, la fréquence des hémorrhagies très vraisemblablement par ce simple fait que les vaisseaux desservant les glandes dont les nerfs moteurs vasculaires sont constamment excités, mettent l'appareil excréteur qu'ils commandent dans un état d'activité permanente.

Quant au reste de la tumeur, sa structure est absolument la même que pour le cornet inférieur. On retrouve là la même abondance caractéristique des vaisseaux, et la même infiltration du tissu connectif embryonnaire par une substance dont les réactions sont absolument celles de la mucine. Mais ces vaisseaux, dans ce cas, bourgeonnent peu vers la surface ; ils semblent plutôt distribués en grande abondance sur le pourtour des glandes.

Signification générale du Processus

Il résulte de l'étude que nous venons de faire que le *primum movens* du processus dans l'affection que nous étudions est la végétation vasculaire énorme accompagnée d'un développement considérable de tissu connectif, satellite des vaisseaux néoformés et du même âge histologique que ces vaisseaux.

Il ne s'agit pas ici d'inflammation proprement dite telle qu'on la définit actuellement : l'inflammation est un processus réactionnel à l'encontre d'un corps étranger ; elle a un commencement, la prolifération ; un milieu, l'établissement de tissus fœtaux transitoires du même type que le tissu antérieur ; enfin le retour au type adulte et modelé du tissu enflammé c'est-à-dire la cicatrice. Dans l'hypertrophie de la muqueuse des cornets, il s'agirait d'une inflammation qui ne peut aboutir, qui ne ramène pas les tissus néoformés par elle au type adulte cicatriciel. Ceci revient à dire que le terme inflammation ne peut être ici admis.

On ne peut admettre non plus une hypertrophie simple. L'hypertrophie consiste en fin de compte dans la multiplication des éléments normaux d'un tissu, aboutissant à leur agrandissement et à leur histogénèse achevée sur le type adulte. Autour de l'ulcère créé par le mal perforant, il y a une hypertrophie des papilles et du corps muqueux de Malpighi et une hypertrophie du derme qui d'ailleurs conserve le type normal. Au point de vue anatomo-pathologique on ne peut donc maintenir le nom d'hypertrophie de la muqueuse des cornets adopté jusqu'ici, bien que cette appellation soit très commode en clinique.

Tout au contraire il deviendra évident pour quiconque voudra bien s'occuper de la question et comparer avec les lésions de l'hypertrophie celles des polypes muqueux vulgaires, que les deux processus de néoformation sont sur beaucoup de points à peu près identiques.

Les polypes muqueux, en effet, sont surtout constitués par l'infiltration du tissu conjonctif par un très grand nombre de cellules migratrices et par un liquide coagulable qui n'est autre que la mucine. L'infiltration de mucine dans les interstices conjonctifs prend dans le polype muqueux la forme d'aréoles souvent bien délimitées. Dans l'aire de ces aréoles se voit le réseau fibrillaire qui forme un feutrage excessivement délicat. Les parois sont formées de tissu conjonctif refoulé par le liquide. Cet aspect est surtout net dans les points les plus lâches des préparations. Dans plusieurs de nos coupes de polypes muqueux que nous avons faites pour les comparer aux coupes d'hypertrophie, les lésions sont presque exclusivement celles que nous venons de décrire (1). D'autres fois, l'infiltration est plus diffuse, la mucine est moins collectée en quelque sorte, la préparation est comme noyée par le réseau fibrillaire semé de

---

(1) Nous avons coupé et examiné une quinzaine de polypes muqueux. Dans un cas il s'agissait d'un polype implanté sur une base altérée. La muqueuse nasale en ce point présentait des caractères intermédiaires entre le polype et l'hypertrophie,

cellules embryonnaires et de quelques cellules fixes. On
dirait que le tissu conjonctif est réduit à son minimum.
C'est surtout dans les préparations colorées au carmin
aluné que cet aspect se présente. Que l'on ajoute par la
pensée à ces préparations un grand nombre de vaisseaux
et un plus grand nombre de cellules migratrices et on
aura absolument les figures que donnent les coupes
d'hypertrophie.

Si donc on peut résumer les lésions qui caractérisent
les polypes muqueux en appelant ces tumeurs des my-
xômes, le mot qui naturellement rendra le mieux la
constitution de la dégénérescence hypertrophique, est
celui de myxangiome. Il y a entre le myxome et le
myxangiome les points de passage les plus nombreux.
Qu'un polype muqueux typique avec d'assez rares vaisseaux embryonnaires voit ces derniers se développer un
peu plus ; que d'un autre côté on considère certaines de
nos coupes où le développement vasculaire est loin d'être
aussi marqué que dans les coupes typiques ; qu'on rapproche ces deux sortes de préparations et l'on verra combien de points de ressemblance existent entre les deux
espèces de lésions. Cette ressemblance est quelquefois
portée à un tel point, qu'on serait très embarrassé de
dire à laquelle des deux on a affaire.

Nous proposerons donc le terme de myxangiome pour
remplacer celui d'hypertrophie, qui consacre une erreur
histologique et nous insisterons encore en terminant sur
les nombreux points de contact des polypes muqueux et
des myxangiomes de la muqueuse des cornets.

RÉSUMÉ ET CONCLUSIONS

La maladie connue jusqu'à ce jour sous le nom d'hypertrophie de la muqueuse des cornets du nez, consiste en un épaississement de cette membrane, qui aboutit à la formation de véritables petites tumeurs. lisses ou bosselées, framboisées, mamelonnées, mûriformes, siégeant surtout aux extrémités des cornets et plus particulièrement à l'extrémité postérieure du cornet inférieur.

La cause de cette affection est souvent difficile à trouver, ce qu'on peut incriminer avec le plus de raison, ce sont les vieux coryzas chroniques, les causes locales d'irritation, les poussières, et spécialement l'habitude de priser du tabac.

Elle se traduit en clinique par des symptômes assez complexes qui tous peuvent se résumer à des signes d'obstruction des fosses nasales, à des troubles de la voix, de l'ouïe, de la respiration, de la déglutition, etc. Mais elle ne peut être reconnue sûrement que par l'examen rhinoscopique antérieur ou postérieur. Quand elle atteint l'extrémité postérieure des cornets, elle est souvent difficile à diagnostiquer et à traiter.

Le mode de traitement qui semble le mieux convenir à la prétendue hypertrophie de la muqueuse nasale, c'est, quand elle est possible, l'ablation de la tumeur à l'anse galvano-caustique après anesthésie locale à la cocaïne.

Cliniquement les saillies formées par l'hypertrophie sont absolument différentes des polypes muqueux, comme aspect et comme siège. Histologiquement au contraire, les lésions ressemblent beaucoup.

à celles des polypes muqueux. Ces lésions consistent essentiellement dans l'infiltration d'un tissu conjonctif embryonnaire par une énorme quantité de cellules migratrices et par une substance, la mucine, qui distend les espaces conjonctifs du derme muqueux ; enfin dans l'abondance considérable des vaisseaux, qui pour nous sont la partie la plus importante et caractéristique des lésions ; les vaisseaux, constamment très nombreux sont des capillaires veineux, très dilatés, qui, nés des lacunes veineuses du tissu érectile normal, elles-mêmes augmentées de nombre et très dilatées, bourgeonnent dans tous les sens, surtout vers la surface de la tumeur qu'ils relèvent souvent sous forme de mamelonnement, de productions papilliformes. Par l'infiltration embryonnaire et la présence de la mucine, la lésion ressemble ou peut être assimilée à celle du polype muqueux, ou myxome des fosses nasales. Par les vaisseaux, elle diffère de ce dernier. On peut résumer la structure des néoformations que nous avons étudiées, par ces mots, qui rendent bien compte du processus histologique qui leur a donné naissance et que nous proposons de substituer à celui d'hypertrophie, absolument faux, au point de vue anatomique : *myxangiome diffus de la muqueuse des cornets*.

INDEX BIBLIOGRAPHIQUE

Traités classiques de pathologie externe.

ZUCKERKANDL. — *Nom. und pathol. anat. der Nasenhöle* a Wien, 1882.

TERRILLON. — *Progrès Médical*, 1885. Leçons recueillies par Routier.

CHATELLIER. — *Annales des maladies de l'oreille*, 1886, page 301.

    Id.   —   id.   id.   1886, page 344.

    Id.   — *Société de Biologie*, 21 janvier 1888.

    Id.   — *Annales des maladies de l'oreille*, juin 1887.

MORELL-MACKENZIE. — *Annales des maladies de l'oreille*, déc. 1883.

THUDICHUM. — *The Lancet*, aug. 1887.

CHOLEWA. — Hypertr. de l'extrem. postér. des cornets *Zeit. f. ohrenheilt*, 1885.

HOFMANN. — *Die papillaren geschw. der nasen.*

FRANKEL. — *Deutsche med. Wochensch.*, 1884.

HOPMANN. — *Uber nasenpolypen, monatschr. f. ohrenh.*, 1885.

COTT. — *V. Hypertr. Klinitis. med. Presse Bull.*, marz 1888.

SEILER. — *Handbook of the diagn.. etc.*, 1882, et *Philadelphia Medial Times*, 1882.

BOSWORTH. — *Transact. intern. med. comp.* Lond., 1881.

CRESWELL-BABER. — *A guide to the examination of the nose.* London, 1886.

MOLDENHAUER. — *Maladies des fosses nasales.* Trad. Potiquet, 1888.

ZIEMSEN. — *Path. et thér. spéc.*, 1879.

In PITTA et BILLROTH. — *Ouvrage de Stoerk* (nez), 1881.

BRESGEN-FASANO. — *T. des mal. du nez*, 1888.

GOTTFRIED-SCHEFF. — *Krank. der nas*, 1886.

HACK.

GARRIGOU-DESARÈNES. — *Catarrhe chron. des fosses nas.*, 1888.

SCHAFFER. — *Chirurg. Erf,*, 1885.

ORTH. — *Anat. path.*, 1885.

MIOT et BARATOUX. — *Mal. des fosses nas.*, 1888.

LEMNOX-BBOWNE.

SAJOUS. — *Diseases of the nose and throat.*

BEVERLEY-ROBINSON. — *A pratical treatese on nasal cat. American Journal*, 1871.

MICHEL (de Cologne). — *Trait. des mal. des f. nas.*, 1879.

SALIS-COHEN. — *Diseases of th. thr.*

MOURE. — *Man. prat. des mal. des f. nas.*

VOLTOLINI. — *Revue des Sc. médicales*, 1879 (analysé p. Calmettes).

MAC-COY. — (Obs. II.) *Medical News.* 1883, 7 avril.

URIERFELDER. — *Atl. de path. hist.*, lief I.

GOURJOK. — *Contr. à l'étude des rhin. chron. simples et des rinh. diathésiques* (ouvr. des m. de l'oreille et du larynx), 1881.

HENDERSON. — *De los angelos* (cal.). *Ann. des mal. de l'oreille*, 1886.

FONTANILLE. — *Th. de Bordeaux*, 1865.

LEFFERTS. — *Medical neus*, 1884, et *Encyvl. intern. de chirurgie.*

JOHN MACKENZIE. — *Medical News*, 1884.

GANGORA. — *Société espagnole de laryng. et de rhin. ; Analysie in amn. de laryngal.*, février 1889.

CLELAND. — *The Lancet*, 1888.

DURET et LAVRAND. — *Société des Sc. méd. de Lille*, 1887-88.

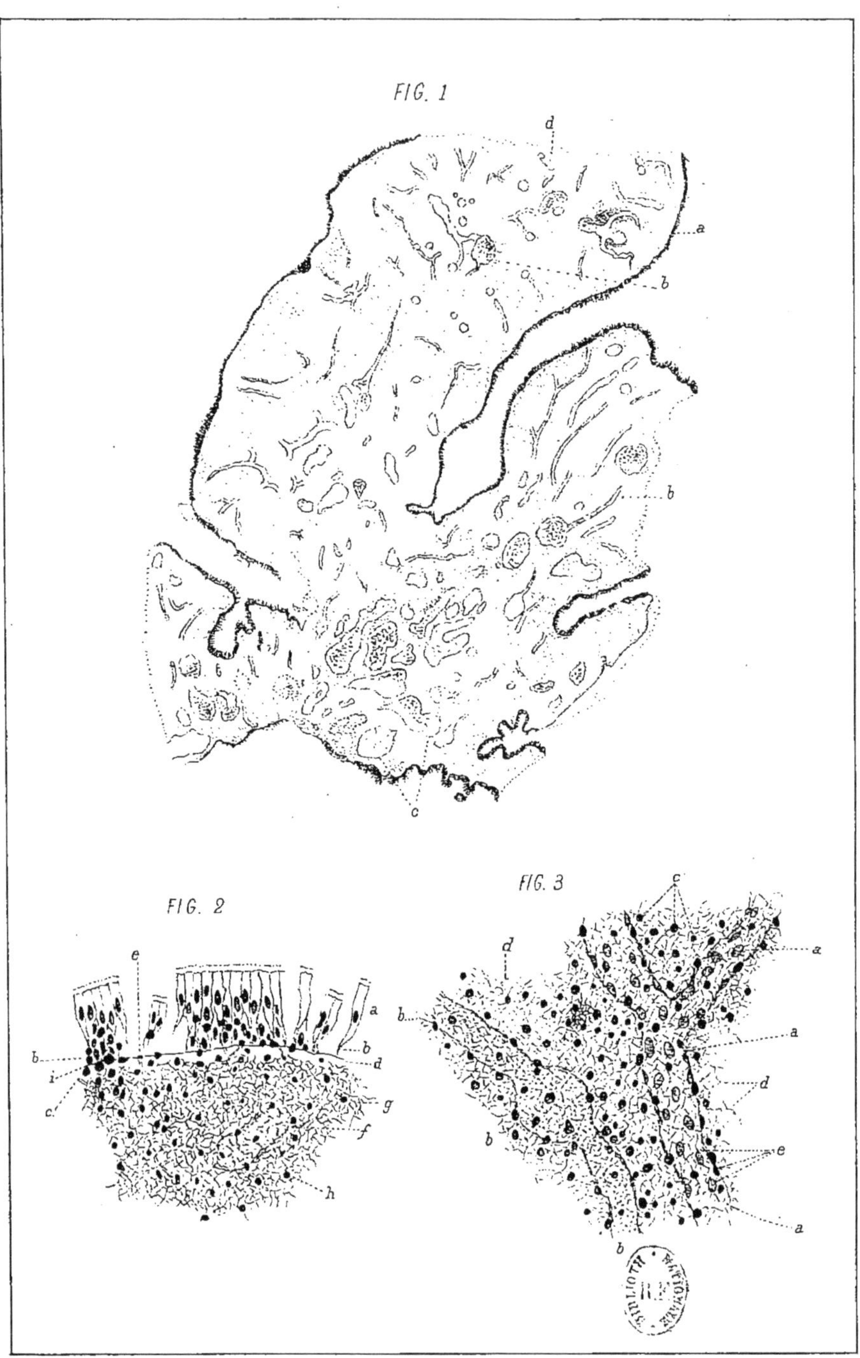
FIG. 1
d
a
b
b
c
FIG. 2
e
a
b
b
d
i
g
c.
f
h
FIG. 3
c
d
a
b
a
d
b
e
a
b

EXPLICATION DES PLANCHES

Bourgeon papilliforme vu à un faible grossissement (oculaire 1 objectif *o*, Vérick).

a — Epithélium vu sous forme d'une ligne mince à deux rangs de noyaux ; il est impossible de voir les détails de structure de cette couche.

d — Cellules migratrices excessivement nombreuses, infiltrant toute la préparation, plus nombreuses autour des vaisseaux.

c — Grosses lacunes veineuses de la base de la préparation ; un de ces vaisseaux *(b)* donne naissance à un prolongement dirigé du côté des bourgeons papilliformes.

b — Vaisseaux rayonnant sous forme de boyaux allongés et gorgés de sang jusque sous l'épithélium.

b' - Vaisseaux coupés en travers, en long ou obliquement et plus embryonnaires que les précédents. On les voit nettement se bifurquer, donner à droite et à gauche de petites branches; leur très grand nombre ressort nettement de l'ensemble de la préparation.

Cette préparation donne très bien l'idée du bourgeonnement vasculaire de la surface d'un très grand nombre de nos coupes. Le développement vasculaire n'est pas toujours aussi marqué puisque nous avons vu que l'on peut observer tous les intermédiaires entre les formes lisses et les formes mamelonnées.

Nous donnons dans cette figure un point de la surface d'une de nos préparations où l'épithélium et le réseau fibrillaire de mucine ainsi que la vitrée apparaissent nettement.

a — Epithélium avec ses deux couches de cellules ; la plus profonde génératrice, l'autre superficielle à cellules cylindriques dont les pieds sont effilés (*b*).

c — Cellules lymphatiques ayant traversé la membrane vitrée et étant venue se loger entre les cellules épithéliales.

e — Basement-membrane traversée par les fibres conjonctives (canicules perforants de M. Chatellier).

f -- Capillaire dilaté un peu noyé dans le sein de la préparation.

g — Réticulum formé par la mucine (ce réticulum est très difficile à rendre exactement ; il se présente sous la forme d'une sorte de chevelu brillant, réfringent dont les fils s'entrecroisent d'une façon très compliquée ; lorsque le feutrage est trop serré la mucine paraît précipitée sous forme d'une nappe granuleuse réfringente). Dans ce point de la préparation que nous avons dessiné le tissu conjonctif n'est presque pas visible. C'est à peine si l'on voit quelques cellules fixes ; d'ailleurs c'est là l'aspect que présentent beaucoup des préparations colorées seulement par le carmin aluné.

h. — Cellules lymphatiques infiltrant la préparation, beaucoup moins abondantes en ce point (choisi par ce qu'il était plus clair) que dans les autres points de la préparation.

a — Capillaire bifurqué. A l'intérieur cellules endothéliales.
b — Boyau veineux à deux bourgeonnements sur ses deux faces opposées.
c — Cellules lymphatiques infiltrées.

220